Tl $^{127}_{55}$

ESSAI

SUR LES

TUBERCULES DES OS

considérés dans leurs rapports avec

LES TUBERCULES DES PARTIES MOLLES

PAR

BONNEFOY (Julien)

DOCTEUR EN MÉDECINE

Bachelier ès-Lettres, Bachelier ès-Sciences, ex-Interne des hôpitaux civils de Toulouse, Membre de la Société médicale d'Émulation de la même ville, etc.

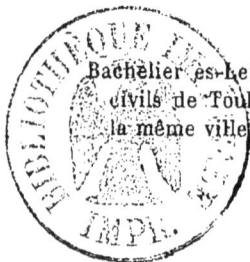

> On peut exiger beaucoup de celui qui devient auteur par amour de la gloire ou de l'intérêt ; mais un homme qui n'écrit que pour remplir un devoir dont il ne peut se dispenser, a sans doute de grands droits à l'indulgence de ses lecteurs.
>
> (*Caractères* de LA BRUYÈRE.)

MONTPELLIER

TYPOGRAPHIE DE BOEHM, IMPRIMEUR DE L'ACADÉMIE
Éditeur du MONTPELLIER MÉDICAL.

1858

A LA MÉMOIRE DE MON PÈRE.

Faible tribut de reconnaissance,
d'amour et de regrets!

A LA PLUS TENDRE DES MÈRES.

A MA SŒUR ET A MON BEAU-FRÈRE.

Aimons-nous toujours bien.

A Madame Emma BERNIES, née NIELSEN.

Témoignage de reconnaissance et
de sincère affection.

J. BONNEFOY.

A MON PARENT

CHAMPOLLION FIGEAC,

Bibliothécaire de l'Empereur, au Palais de Fontainebleau.

Vous avez été pour moi un second père;
agréez aujourd'hui les sentiments de ma vive
reconnaissance.

A Monsieur LORDAT,

Officier de la Légion d'Honneur,
Professeur de Physiologie à la Faculté de Médecine de Montpellier.

Témoignage de profonde et de
respectueuse reconnaissance.

J. BONNEFOY.

AVANT-PROPOS

Le sujet que nous entreprenons est vaste et digne
assurément d'attirer l'attention; les nombreuses recherches et les travaux remarquables auxquels il a
donné lieu, prouvent assez son importance. On voit
néanmoins, en parcourant les annales de la science,
que ce point important n'est pas encore bien connu,
et qu'il reste beaucoup à faire avant qu'il soit parfaitement élucidé.

C'est bien pénétré de cette idée, que M. Nélaton a
lui-même exprimée, malgré le jour tout nouveau qu'il
a jeté sur la question qui fait le sujet de notre travail,
que nous avons osé nous lancer sur un sujet aussi
épineux. Nous nous serions sans doute laissé rebuter
par les difficultés qu'il présente, si nous n'avions été
encouragé par les conseils de M. le professeur Boyer

(j'éprouve le besoin de lui témoigner ici toute ma reconnaissance). C'est dans ses savantes leçons que nous avons puisé l'idée de comparer les lésions du tissu osseux avec les lésions des parties molles. C'est après qu'il nous a eu si bien fait sentir l'analogie qui existe entre les lésions dans les différents tissus, que nous avons cru qu'il serait peut-être d'une grande ressource pour le diagnostic, de chercher une analogie entre les tubercules des os et les tubercules des parties molles. Nous avons pris pour type les tubercules pulmonaires, qui ont été l'objet des plus savantes recherches et qui sont par conséquent les mieux connus. C'est en appliquant les connaissances de ce genre de lésion aux tubercules des os, et réciproquement, que nous avons pensé qu'il pourrait en ressortir quelque trait de lumière, pour arriver à une connaissance plus exacte.

Nous suivrons, pour l'étude des tubercules des os, la marche suivie par les auteurs pour les tubercules du poumon : nous examinerons les tubercules des os dans leurs périodes de crudité, de ramollissement et de suppuration ou d'élimination ; nous chercherons à établir, dans chacune de ces périodes, les analogies qui existent entre ces deux genres de lésions; nous suivrons aussi les rapports qui peuvent exister entre les parties environnantes dans l'un et dans l'autre tissu, surtout au point de vue anatomo-pathologique. Si nous parvenons à déduire de ce tableau comparatif, quelques conséquences exactes et avantageuses pour l'art, c'est, nous le répétons, aux conseils de notre maître, M. Boyer, que nous le devons.

Nous n'avons pas la prétention d'avoir su retirer de ses leçons tous les résultats avantageux qu'elles peuvent suggérer, nous sommes trop jeune encore et trop inexpérimenté ; nous nous trouverons heureux toutefois, si, en développant du mieux qu'il nous a été possible les idées de nos maîtres, nous pouvons fournir à des hommes plus capables les moyens de faire de ce sujet une étude approfondie, et par suite de faire ressortir le véritable caractère de cette affection : la thérapeutique y gagnera inévitablement, et nous aurons ainsi notre petite part dans cette noble mission réservée au médecin. Notre bonheur sera double si nos Juges accueillent favorablement notre travail, quelque incomplet qu'il puisse être ; leur bienveillante indulgence, qui nous est déjà si bien connue, nous en laisse la douce espérance.

ESSAI

SUR

LES TUBERCULES DES OS

considérés dans leurs rapports

AVEC LES TUBERCULES DES PARTIES MOLLES

L'affection tuberculeuse des os a été plus ou moins
connue dans presque tous les temps. Quelques médecins de l'antiquité en font mention ; mais elle est
restée ignorée du plus grand nombre, et les recherches
qu'on ferait, pour en trouver une description un peu
précise dans les anciens Traités de chirurgie, seraient
infructueuses. Cette affection a été, en effet, plutôt
indiquée que décrite ; on l'a confondue avec la plupart
des altérations du tissu osseux, sous une foule de
noms différents, comme l'ont fait ressortir plusieurs
auteurs modernes qui l'ont étudiée avec plus d'attention. Aussi est-il impossible de découvrir, dans ceux

qui ont écrit avant eux, des notions propres à en faire
constater les caractères essentiels. Cette affection, ai-je
dit, a été signalée dans les temps les plus reculés.
Hippocrate s'en occupe dans son Traité *De articulis*;
Galien en parle aussi dans son commentaire sur cet
opuscule; Mercurialis, Marc-Aurèle, Séverin, etc.,
ont écrit assez longuement sur ce sujet. On en découvre
encore quelques exemples dans beaucoup d'autres auteurs ; mais pour avoir une connaissance plus exacte
de cet état morbide, il faut arriver jusqu'à Delpech.
C'est lui, le premier, qui reprit ce travail, consigné dans
son *Traité des maladies réputées chirurgicales*. Il envi-
sage le tubercule comme quelque chose de tout à fait
spécial, et il en assigne les caractères. Un peu plus
tard, en 1830, Serre et Nichet (de Lyon), suivant l'impulsion donnée par Delpech, publient des mémoires
très importants sur ce sujet. En 1833, M. Léon Boyer
s'occupe aussi du tubercule des os et établit, le premier, la distinction du tubercule en masse (enkysté
et non enkysté) et de l'infiltration tuberculeuse. D'un
autre côté, nous voyons dans l'École de Montpellier le
tubercule envisagé dans un sens tout opposé à celui
de Delpech, par son collègue Lallemand. Ce professeur, en effet, étudie le tubercule dans les os, et il ne
le reconnaît pas; il porte son attention sur des produits
inflammatoires qui lui ressemblent, et croit que le tubercule n'y existe pas. Ces travaux, quoique reposant
sur une erreur, n'ont point été perdus pour la science

et ont donné, au contraire, une double impulsion à
l'étude de l'affection qui nous occupe. Ils ont provoqué
des recherches plus attentives sur les produits inflammatoires analogues aux tubercules, et ont permis de
faire l'histoire des uns et des autres, en les distinguant.

On sait maintenant que ces produits existent, qu'ils
ressemblent au tubercule, et on signale leurs caractères différentiels. Dès-lors on reconnaît que la véritable tuberculisation est moins commune qu'on ne le
pensait tout d'abord, et l'on fait une classe à part de
ces pseudo-tubercules, qui ne sont autre chose que
des produits phlegmasiques, offrant dans leurs modes
anatomiques, dans leurs causes et leur évolution,
quelque chose de spécial. C'est dans cette voie, signalée déjà par M. Boyer en 1829, en 1833, etc.,
qu'il faut pénétrer plus profondément aujourd'hui ; on
répandra ainsi un jour tout nouveau sur l'histoire de
la phthisie pulmonaire et de plusieurs autres lésions
chroniques, dont les manifestations, obscures jusqu'ici,
se montrent dans différents organes, dans divers tissus.
On parviendra à faire, dans toutes ces parties, la distinction des tubercules et de divers produits inflammatoires chroniques que l'on n'en distingue pas suffisam-
ment, en associant les études chimiques, cliniques et
microscopiques.

Après les travaux faits sur les tubercules des os par
les auteurs que je viens de nommer, plusieurs autres
élèves de notre École surent encore mettre à profit les

idées de leurs professeurs. C'est enfin à M. Nélaton qu'on doit d'avoir étudié de nos jours, avec le plus de détails, tout ce qui se rattache à l'affection tuberculeuse du squelette. Dans sa Thèse inaugurale, publiée en 1836, cet auteur reconnaît, comme M. Boyer, que dans les os, ainsi que dans les poumons, le tubercule se présente sous deux formes bien différentes : en masse et à l'état d'infiltration. C'est là déjà un point d'analogie que nous signalons en passant ; car nous allons chercher à trouver dans les lésions vitales et organiques des os, les mêmes lésions vitales et organiques qu'on trouve dans les parties molles, en tenant compte des différences de tissu.

On pensait généralement autrefois que le développement des tubercules dans les os était fort rare ; quelques auteurs modernes même ont continué à en nier l'existence. Aujourd'hui on est revenu de cette erreur, que Delpech a, le premier, fait sentir, en appelant l'attention sur la fréquence de cette lésion. Elle constitue, d'après cet illustre chirurgien, ce que l'on a appelé la carie scrofuleuse, le mal de Pott, un grand nombre de tumeurs blanches, etc.

Depuis Delpech, on a recueilli plusieurs faits sur cette matière ; mais la présence de ce tissu morbide est encore méconnue dans un grand nombre de cas. Il n'est pas d'os du corps humain dans lequel on n'ait rencontré des tubercules ; M. le professeur Léon Boyer déclare qu'il en a vu presque dans tous. C'est principalement la surface spongieuse qui est leur siége habituel; il n'est pas rare néanmoins d'en trouver dans la substance compacte.

J'ai déjà dit que M. Nélaton reconnaissait dans le tubercule des os deux formes distinctes : tantôt la matière tuberculeuse est rassemblée en un ou plusieurs foyers creusés dans l'épaisseur du tissu osseux, ce qui constitue le tubercule enkysté; tantôt la matière est infiltrée dans les cellules du tissu spongieux, c'est là l'infiltration tuberculeuse, le tubercule infiltré.

Ces deux distinctions, qui sont capitales, ajoute cet auteur, pour l'étude de la maladie qui nous occupe, n'ont été signalées par aucun auteur avant moi; elles paraissent avoir été seulement entrevues, dit-il, par M. Nichet; cependant nous avons vu dans l'historique de cette lésion, que M. Léon Boyer, dans sa thèse publiée en 1833, époque antérieure au travail de M. Nélaton, avait fort bien décrit les deux formes admises par ce dernier.

M. L. Boyer s'exprime ainsi : « Les tubercules des » os se présentent sous deux états distincts : infiltrés » ou isolés. Ces derniers offrent tantôt un kyste, ce » qui est plus rare ; tantôt ils en sont dépourvus. » (Voir le *Dictionn.* de Fabre, *Tubercules des os*, et la Thèse de M. Boyer.) Le tubercule isolé de M. le professeur Boyer n'est donc autre chose que le tubercule enkysté de M. Nélaton; seulement, M. Léon Boyer regarde le tubercule *enkysté d'emblée* comme rare, tandis que M. Nélaton le croit, au contraire, très-fréquent.

Quant au tubercule infiltré, M. Léon Boyer l'a réellement signalé le premier ; il en a décrit les principaux caractères, mais il ne s'y est pas longuement appesanti, parce qu'il s'occupait de l'anatomie pathologique tout entière du tissu osseux.

M. Nélaton reconnaît, en outre, deux degrés dans l'infiltration : l'infiltration demi-transparente, et l'infiltration puriforme. Cette dernière n'est que le tubercule infiltré arrivé à la période de ramollissement, que M. Léon Boyer a également signalée. Le premier degré (granulation grise demi-transparente) a été vu souvent par MM. Nélaton et L. Boyer ; M. Lebert, au contraire, prétend ne l'avoir jamais rencontré dans les os : nous verrons plus tard sur quoi repose cette dernière assertion.

DU TUBERCULE.

Revenons maintenant au tubercule isolé (avec ou sans kyste) et suivons-le dans toutes ses périodes. Avant d'entreprendre cette description, nous croyons qu'il est important de donner une idée de la signification du mot tubercule considéré en lui-même, et de chercher à bien caractériser les différentes périodes qu'il suit ; cela est nécessaire, parce que diverses opi-

nions ont été émises à ce sujet, et que les auteurs ne
s'accordent pas sur le nombre de ces dernières et sur
l'aspect que présentent ces corps dans chacune d'elles.

ÉTYMOLOGIE.

Pendant longtemps, le mot tubercule a été employé,
d'après son étymologie de *tuber* (bosse), pour désigner
toutes les altérations qui se montrent dans nos organes
sous la forme de petites tumeurs, sans avoir égard
aux différences nombreuses qu'elles peuvent offrir.

Les auteurs modernes ont restreint la signification
de ce mot ; ils l'ont appliqué à des corps de volume
variable, dont l'origine est pour eux un objet de dis-
cussion, mais qui, parvenus à une certaine période,
sont assez durs, d'une forme ordinairement arrondie,
parfois irrégulière, d'une couleur blanc jaunâtre ; plus
tard ils se ramollissent et se transforment en un liquide
séro-purulent, au milieu duquel nagent des grumeaux
de matière caséeuse.

HISTORIQUE.

Tel est le sens dans lequel on doit employer le mot
tubercule ; quelques médecins lui ajoutent l'épithète
de scrofuleux : nous examinerons plus tard si cette
épithète est toujours applicable.

Il paraît très-probable que les anciens confondaient

sous la dénomination de tubercules, dans les différents organes, des lésions variées ; cette confusion règne peut-être encore aujourd'hui sur certains points. Nous passerons aussi en revue ces diverses lésions, pour tâcher de bien établir leurs différences, surtout dans les tubercules infiltrés des os, qui, arrivés à leur période de ramollissement, ont des points de ressemblance avec l'infiltration plastique inflammatoire, quoiqu'ils soient bien différents, ce qui a fait souvent exagérer l'importance de cette dernière. Il faut cependant savoir faire la part de l'une et de l'autre de ces affections. Nous nous appuierons sur les expériences faites par M. Cruveilhier, répétées et contrôlées par M. le professeur Boyer, pour faire ressortir ces différences.

Les médecins, pendant de longues périodes, ont peu étudié les tubercules : il faut arriver à Bayle et à Laënnec pour trouver une description complète de ce tissu anormal, sous ses diverses formes dans un grand nombre d'organes. Depuis, les tubercules sont devenus l'objet des études d'une foule de médecins, parmi lesquels on peut citer Mérat, Lepelletier, Delpech, Louis, Andral, Gendrin, Rochoux, Cruveilhier, Velpeau, Lobstein, Serres, Dugès, Léveillé, etc. Lallemand a aussi étudié le tubercule, mais à un point de vue différent. On peut citer encore les thèses de Dauban, de Fontaine, les travaux de M. Léon Boyer, et enfin M. Nélaton.

Malgré les nombreux travaux d'auteurs si recommandables, il existe encore dans l'histoire des tubercules bien des points à éclaircir. Je ne me propose point d'écrire ici une histoire détaillée des tubercules en général ; je dois me borner à présenter d'une manière sommaire les points les plus saillants de cette histoire, et surtout à établir les diverses périodes du tubercule, en cherchant, parmi les opinions émises à ce sujet, celles qui me semblent réunir le plus de probabilités en leur faveur.

PÉRIODES QUE PARCOURENT LES TUBERCULES.

On reconnaît, dans le développement des tubercules, plusieurs périodes ; mais les auteurs ne s'accordent pas sur le nombre de ces dernières.

La plupart des écrivains admettent trois états divers : un que je nommerai *état primitif* ou *de début;* un second, *état de crudité*, et un troisième, *état de ramollissement* [1].

Première période. — D'après quelques auteurs, le tubercule est d'abord diaphane, incolore ou demi-transparent et gris. D'après quelques autres, il offre d'abord une teinte jaune rougeâtre ; il en est qui ad-

---

[1] Thèse de M. Delmas ; Essai sur les tubercules, 1835, rédigée d'après les leçons de M. Boyer, alors interne des hôpitaux.

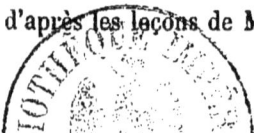

mettent sans le moindre doute leur existence primitive à l'état de crudité. Pour quelques-uns (Andral), c'est un liquide, ou même une sorte de pus (Lallemand , Bermond) qui se transforme successivement en véritable tubercule ; d'autres ont regardé les hydatides comme leur point de départ. Cette dernière opinion , soutenue par le docteur Baron (de Glocester), reproduite par Künn, est aujourd'hui complètement abandonnée, surtout depuis les raisons fournies par Andral et S. Cooper, etc.

M. Nélaton , admettant les divisions établies par Laënnec, pense que les tubercules jaunes , tant dans les os que dans les poumons , tirent leur origine des granulations grises demi-transparentes : c'est là ce qui constitue l'infiltration tuberculeuse grise. Ces granulations grises se réunissent pour former des masses plus volumineuses , qui finissent par s'entourer d'un kyste.

Le tubercule peut aussi, dès sa première apparition, se montrer sous forme de matière jaune, de consistance caséeuse.

Cette dernière opinion, admettant la forme grise comme la plus ordinaire, émise par Laënnec , est la plus généralement adoptée aujourd'hui ; elle se rapproche beaucoup des idées de MM. Rochoux et Boyer. Quant à l'état rougeâtre qui précède la formation du tubercule, il n'a pas encore été démontré par des observations assez nombreuses, pour que l'on puisse l'admettre [1].

D'après Laënnec, avons-nous dit, les tubercules crus et les granulations tuberculeuses grises, sont tellement liés les uns aux autres, qu'il est extrêmement rare de rencontrer les premiers sans trouver aussi les secondes. De tous ces faits, nous pouvons admettre pour point de départ de notre étude, le tubercule à l'état primitif, plus ou moins mou, gris ou jaunâtre, devenant ensuite plus consistant, d'une teinte jaune, et arrivant ainsi à l'état cru. Les autres périodes découlent naturellement de la première et sont généralement admises : ce sont la période de ramollissement et celle d'élimination.

Caractères anatomiques et microscopiques. — Dans la première forme du tubercule (tubercule isolé), il y a à distinguer le tubercule lui-même, et l'enveloppe ou le kyste.

Le tubercule est formé de matière jaune terne, d'une consistance caséeuse, caractère commun à toute la matière tuberculeuse. Le volume de ces tubercules varie de 5 ou 6 millimètres à 2 ou 3 centimètres ; ils peuvent cependant acquérir un volume plus considérable, mais il arrive rarement qu'ils dépassent le volume indiqué. Il sont généralement peu nombreux; la

[1] Thèse de M. Delmas, déjà citée.

surface périostale de l'os à leur niveau devient souvent le siége de dépôts de substance osseuse de nouvelle formation [1].

Ces tubercules jaunes tirent fréquemment leur origine, d'après M. Nélaton, des granulations grises demi-transparentes. Plusieurs tubercules se réunissent pour former quelquefois des masses plus volumineuses, qui finissent par s'entourer d'un kyste. Cependant, le tubercule peut tout d'abord se montrer sous forme d'une matière jaune de consistance caséeuse ; il a alors une forme sphérique, une couleur jaune pâle ; il a l'aspect d'un marron bouilli. Sa substance présente de légères marbrures plus blanches que le reste ; il ne contient aucune parcelle osseuse. Il constitue le tubercule jaune, que nous aurons à examiner dans les poumons.

La matière tuberculeuse n'est pas formée de couches concentriques, mais bien de petites masses irrégulières qui ne dépassent jamais sa surface ; elle se délaie dans l'eau sans se dissoudre, de manière à constituer des grumeaux flottant d'abord dans le liquide, mais qui ne tardent pas à se précipiter au fond du vase [2]. Ce tubercule est assez rare dans les os ; M. Lebert explique pourquoi il a rencontré la tuberculisation des os dans une proportion moins fréquente que M. Nélaton: c'est que, dit-il, ce n'est qu'à l'aide du microscope

[1] Lebert ; Traité des maladies scrofuleuses et tuberculeuses.
[2] Thèse de M. Nélaton.

qu'on peut éviter sur ce point de nombreuses erreurs;
car il est souvent difficile de distinguer à l'œil nu,
du pus concret plus ou moins épaissi et grumeleux,
de la matière tuberculeuse ramollie. Ce point seul
devait jeter du doute sur tous les cas dans lesquels le
tubercule n'existait point à l'état de crudité, et avec
des caractères physiques tels que l'examen ordinaire
ne pût pas trancher la question. C'est sans doute
faute de ce minutieux examen, que M. Malespile a voulu
nier l'existence des tubercules, plus encore du tubercule infiltré ; c'est sans doute aussi par la même raison
que M. Lallemand, avant M. Malespile, avait déjà
nié l'existence des tubercules, en affirmant que ces
derniers n'étaient autre chose que du pus concrété.

Nous nous permettrons ici une petite digression,
pour montrer la différence qu'il y a entre ces deux
états ; pour faire sentir combien il est important de
ne pas les confondre, et de chercher à faire la part de
l'un et de l'autre, malgré les points de ressemblance
qui existent entre eux. Le premier de ces deux états
est le résultat de l'infiltration tuberculeuse, et l'autre
celui de l'infiltration plastique inflammatoire ; c'est
un point sur lequel M. L Boyer a longuement insisté.
Les médecins qui ont pensé que le tubercule com-
mençait par n'être qu'une gouttelette de matière puriforme ou de pus véritable, se sont appuyés sur quelques expériences ou sur des observations d'anatomie
pathologique. C'est ici le moment de faire mention des

recherches de M. Cruveilhier; c'est spécialement sur elles que se fonde l'opinion de MM. Lallemand, Bermond, etc.

Cet illustre professeur a tenté diverses expériences pour établir ses assertions. Il injecta d'abord un peu de mercure dans l'artère fémorale d'un chien. La gangrène s'empara d'une partie du membre inférieur ; l'animal succomba au bout de quinze jours.

En incisant les parties molles de la cuisse qui n'avaient point été mortifiées, on trouva une multitude de tubercules dans le tissu cellulaire sous-cutané et dans l'épaisseur des muscles. Ils étaient miliaires, parfaitement réguliers, formés par une matière caséiforme, au centre de laquelle était un petit globule de mercure.

Plus tard, le même auteur injecta dans les bronches de plusieurs chiens, du mercure qu'il introduisait par des ouvertures faites à la trachée ; les animaux dépérirent et succombèrent à la manière des phthisiques.

Chez le premier, mort au bout de cinq jours, on trouva un grand nombre de tubercules miliaires, formés d'une matière caséeuse, de consistance variable ; chez un de ces animaux, qui ne mourut qu'après un mois, les poumons étaient farcis de tubercules isolés ou agglomérés, ayant tous les caractères de ces derniers, sous le rapport de la forme, de la consistance, de l'aspect grisâtre, demi-transparent, etc., etc. *Au centre de chaque tubercule était un globule de mercure.* Il résulterait de ces faits, que le tubercule commence par être à l'état de pus, qu'il devient ensuite caséeux et passe à l'état grisâtre demi-transparent, etc., ce qui serait tout à fait l'opposé de ce qu'auraient observé les auteurs avant M. Cruveilhier. On savait très-bien, avant lui, que le mercure infiltré dans nos tissus donnait lieu à la formation d'une foule de petits abcès, mais on n'avait jamais rien vu qui ressemblât à du tubercule; aussi MM. Andral et Lombard ont-ils voulu vérifier les assertions de M. Cruveilhier, et voici ce qu'ils ont trouvé : « Le mercure contenu dans les petites bronches y était enveloppé par une couche épaisse de matière puriforme, tout à fait liquide en certains points, assez semblable à la fausse membrane du croup, lorsqu'elle n'est encore que demi-solide. En plusieurs endroits, le mercure était épanché dans le parenchyme du poumon, et y était entouré d'une matière purulente ; nous n'y vîmes rien autre chose [1]. »

Ces recherches, qui sont en rapport avec tout ce qu'on avait écrit jusque-là, sont un argument bien puissant contre les résultats que M. Cruveilhier seul est parvenu à obtenir. Aussi lui a-t-on reproché d'avoir confondu le tubercule avec des produits inflammatoires, que l'on peut cependant parvenir à distinguer avec de l'attention.

[1] Andral ; Anatomie pathologique, tom. II, pag. 351.

Ces expériences nous montrent d'une manière évidente que ce que M. Cruveilhier avait pris pour du
tubercule n'était que du pus, produit de l'inflammation
occasionnée par le mercure qui, précisément par la
propriété qu'il a de se diviser en parties extrêmement
petites, s'interposait dans les mailles du tissu cellulaire et agissait là comme corps étranger. La partie
consistante était la fausse membrane au sein de laquelle le pus s'était déposé, suivant la remarque de
M. Léon Boyer.

Il y a, du reste, plusieurs formes de phlegmasies :
les phlegmasies diffuses par leur nature et les phlegmasies circonscrites. L'érysipèle, les diphthérites, le
phlegmon diffus, etc., se rapportent à la première
forme. (Leçons de M. Léon Boyer.)

Des expériences avec le mercure sont un bon moyen
pour étudier les phlegmasies diffuses par infiltration.
M. Léon Boyer a expérimenté sur un grand nombre
de lapins, et il a remarqué que, chez ces derniers,
les phlegmasies ont des caractères spéciaux. Il en est
de même dans les diverses classes d'animaux. On peut
étudier chez eux, des produits phlegmasiques divers
déterminés par le même procédé. Ce mode d'expérimentation n'a pas été bien suivi ; il peut répandre cependant de grandes lumières sur les questions difficiles.
M. Robert Latour a prétendu que, chez les animaux
à sang froid, on n'obtenait jamais de véritable pus.
C'est là une erreur qui s'est de plus en plus répandue

dans la science, et qui a empéché peut-être des expériences qui auraient pu fournir d'excellents résultats.
MM. les professeurs Boyer et Bouisson, dans des expériences faites ensemble à Strasbourg, ont constaté
que des sacs purulents contenant du pus parfaitement
élaboré avec ses globules caractéristiques, se forment,
par suite de phlegmasies provoquées, chez les animaux
à sang froid, comme chez les animaux à sang chaud.
Seulement, chez les premiers, cette élaboration est
plus rare et plus difficile.

De plus, M. L. Boyer a vu avec M. Lereboullet,
professeur à la Faculté des sciences de Strasbourg, de
vastes sacs purulents chez un crocodile mort d'une
péritonite. (Le fait a été publié.)

Il est aussi un mode d'expérimentation qu'il ne faut
pas négliger : c'est celui qui se rapporte à des états
diathésiques provoqués chez des animaux par une
mauvaise hygiène. C'est ainsi que l'on peut produire à
volonté des tubercules, des lésions scrofuleuses, des
parasites, chez le lapin, le porc, etc., chez les animaux des pays chauds qu'on transporte dans les pays
froids et humides. Tous ces moyens que je viens de
rapporter, peuvent servir à éclairer les lésions organiques des os et des autres tissus. Nous avons déjà signalé
la différence qui existe entre l'infiltration inflammatoire
et l'infiltration tuberculeuse. C'est encore à l'aide des
moyens d'expérimentation que nous avons indiqués
plus haut, qu'on peut étudier l'influence de ces deux

affections, surtout sur les parties environnantes. C'est ainsi qu'on voit l'infiltration tuberculeuse amener habituellement, mais non pas toujours, la nécrose; produire, mais non pas d'une manière constante, la nécrose *éburnée*; entraîner à sa suite la nécrose avec *raréfaction*, mais non pas toujours avec *ramollissement*, etc.

C'est aussi par les mêmes expériences qu'on peut arriver à saisir les rapports existant entre l'abcès scrofuleux et l'abcès tuberculeux. L'abcès scrofuleux est un abcès inflammatoire, modifié par l'état scrofuleux. L'abcès tuberculeux a tous les caractères du tubercule. De même, la phlegmasie scrofuleuse non tuberculeuse amène souvent, l'infiltration phlegmasique scrofuleuse, qui n'est point l'infiltration tuberculeuse. L'infiltration phlegmasique scrofuleuse est une sorte de milieu entre l'infiltration phlegmasique franche et l'infiltration tuberculeuse. Ce milieu, difficile à saisir pour l'observateur inattentif et qui n'est pas prévenu de cette difficulté, a été la cause de beaucoup d'erreurs. Ainsi, MM. Rilliet et Barthez ont paru partager les opinions résultant des expériences de M. Cruveilhier et des conclusions qu'il en a tirées. Je les trouve formulées dans les termes suivants par M. Lebert, dans son *Traité des maladies scrofuleuses et tuberculeuses*, auquel, nous nous empressons de l'avouer, nous avons fait quelques emprunts.

« La granulation et l'infiltration, disent MM. Rilliet et Barthez, viennent à la suite de l'inflammation, mais

seulement chez les tuberculeux; et toutes deux, ajoutent ces auteurs, peuvent donner naissance à de la
matière tuberculeuse jaune. » D'accord avec M. Lebert,
dont nous ne croyons pouvoir mieux faire que de citer
l'opinion, nous ne partageons pas cette manière de
voir : outre les raisons que nous avons déjà fournies
contre les opinions de M. Cruveilhier et de MM. Rilliet
et Barthez, l'observation et l'étude microscopique ne
montrent jamais le moindre passage entre le produit de
l'inflammation et les éléments du tubercule, quoique
l'une et l'autre se rencontrent souvent ensemble. Les
auteurs cités sont du reste les premiers à dire qu'ils
n'ont observé cette transformation que chez les tuberculeux.

Nous devons appliquer maintenant les idées générales que nous venons de formuler, aux différents
tissus, et surtout aux os et aux poumons; aussi allons-
nous reprendre la marche que nous nous sommes
proposé de suivre, et dont nous venons de nous écarter
un instant.

Nous avons déjà cherché à décrire les caractères
anatomiques du tubercule cru dans les os : il nous
reste à parler des caractères tirés de l'examen microscopique, sans lequel, dit M. Lebert, il est impossible
parfois de distinguer le pus concret et épaissi, de la
matière tuberculeuse.

Le résultat de toutes les analyses microscopiques

faites par cet habile micrographe, a été : que plusieurs fois il a pu reconnaître distinctement la matière tuberculeuse, surtout dans les cas où le tubercule commence à être ramolli ; car c'est alors surtout que le doute est possible dans l'examen fait à l'œil nu. Plus souvent cependant, il a pu constater que cette infiltration jaunâtre ou ces collections circonscrites et enkystées étaient essentiellement composées de globules de pus, tantôt facilement reconnaissables, tantôt visibles seulement avec leurs noyaux, par l'addition d'un peu d'acide acétique qui étaient ordinairement mélangés avec des détritus osseux, ainsi qu'avec des globules purulents en voie de décomposition granuleuse.

Si le tubercule jaune, consistant ou ramolli, mais montrant encore des morceaux fermes ou des masses crétacées, rend le jugement facile, il n'en est pas de même lorsque cette consistance est due plutôt, soit à des portions assez denses de la membrane médullaire infiltrées de pus, soit à des concrétions pseudo-membraneuses.

Lorsqu'on a affaire à du tubercule, on peut facilement désagréger la substance en grumeaux multiples qui, au microscope, montrent les corpuscules propres aux tubercules. Quant à la composition chimique du tubercule, il nous est impossible de pouvoir en faire mention ; cette analyse n'ayant pas, je crois, été faite, au moins pour les tubercules des os.

Nous ne pouvons alors savoir s'il entre par exemple

dans ces derniers une proportion plus grande de phosphate de chaux que dans les tubercules pulmonaires ; M. Nélaton dit qu'il n'a jamais pu s'en assurer.

Kyste. — Avant de continuer à décrire le tubercule parvenu à l'état de fonte, ce que nous ferons en passant aussi en revue l'état des parties environnantes , lorsque l'affection qui nous occupe en est arrivée à cette période, nous allons examiner d'abord l'enveloppe du tubercule , ou le kyste tuberculeux.

Les auteurs sont encore ici en désaccord sur l'époque à laquelle se forme cette enveloppe. Les uns pensent qu'elle est aussi ancienne que le tubercule; d'autres assurent n'avoir pu la constater à la première période. M. le professeur L. Boyer est de cet avis, mais non pas cependant d'une manière exclusive ; ainsi il regarde les tubercules enkystés d'emblée comme assez rares. On a prétendu que dans les os il n'existait jamais de kyste ; nous en trouvons cependant plusieurs exemples qui prouvent d'une manière certaine l'existence de cette enveloppe autour de la coque osseuse creusée par le tubercule. M. Hugonis rapporte un fait de ce genre, dans sa thèse. M. L. Boyer en cite un autre cas qu'il a eu l'occasion d'observer chez un malade à qui le professeur Delpech amputa la cuisse. (Voyez le *Mémorial du Midi.*) Quoi qu'il en soit, en admettant le tubercule enkysté d'emblée comme rare, il n'en existe pas moins. Delpech le reconnaissait si bien, qu'il croyait que c'était lui qui sécrétait le tubercule.

C'est sans doute avec raison que M. Nélaton a dit que ceux qui ont nié l'existence du kyste, et parmi ceux-ci M. Reid en particulier, n'ont pas su le trouver ; ceci, du reste, s'explique facilement, car, ajoute M. Nélaton, ce kyste a parfois une très-petite épaisseur, un millimètre à peu près ; il est d'abord gélatineux, très-mou, presque transparent. M. L. Boyer l'a trouvé dans un cas, dense, assez épais ; le tubercule, il est vrai, était dans sa seconde période. Ce kyste présentait une surface lisse à l'extérieur, sa face interne était tomenteuse, plus inégale, et se liant avec le tubercule qu'il embrasse. L'enveloppe extérieure était fibreuse, l'enveloppe intérieure était de nature séreuse ou pseudo-muqueuse.

M. L. Boyer a pu, dans le cas que je rapporte, et dans plusieurs autres, disséquer ces deux enveloppes. On peut, du reste, arriver à reconnaître la texture du kyste en le faisant macérer pendant plusieurs jours, soit dans l'eau, soit dans l'alcool: c'est de cette manière que M. Nélaton a pu en reconnaître aussi la nature.

Cavité osseuse. — Le tissu osseux forme une cavité dans laquelle le tubercule et le kyste sont logés. Cette excavation, creusée dans la substance de l'os par la production accidentelle tuberculeuse, peut être limitée

dans toute sa périphérie par des parois osseuses ; il
existe alors une cavité plus ou moins régulièrement
arrondie, quelquefois anfractueuse. A mesure que les
tubercules s'accroissent, ils écartent et compriment peu
à peu les lames du tissu osseux qui les environnent, en
provoquent l'absorption, et finissent par se creuser
ainsi une cavité régulière. Quelquefois, plusieurs se
réunissent et embrassent une lame osseuse plus ou
moins grande, qui est isolée et nécrosée par petites
parcelles. Cet accident peut servir aussi à agrandir
l'espace qui les reçoit. Tant qu'ils demeurent à l'état
cru, ils n'agissent en général que d'une manière mécanique ; ils se bornent à produire l'abrasion et l'é-
cartement des lamelles osseuses, comme cela a lieu
pour les anévrysmes des os [1].

D'autres fois, il peut arriver que les parois de la
cavité du kyste soient formées par des tissus hétéro-
gènes, tels que les tissus osseux, fibreux, cartilagineux;
c'est ce qui a lieu, par exemple, lorsque par suite des
progrès de son développement, le tubercule est parvenu à la surface de l'os [2].

Ce dernier conserve ses propriétés normales, il
éprouve seulement une perte de substance autour du
tubercule et paraît usé comme par une lime. S'il s'agit
d'une lame du tissu compacte, on la trouve amincie et

[1] Thèse de M. Boyer, 1833.
[2] Nélaton ; ouvrage cité.

plus ou moins déjetée. On observe quelquefois, dit M. Nélaton, que l'os présente une légère injection formant un cercle de deux ou trois millimètres de largeur à peu près ; toutefois ce tissu a conservé sa densité et sa texture normales.

Si l'on examine attentivement la disposition des fibres ou colonnes osseuses qui marchent près des parois de la cavité, on voit que ces fibres ont conservé leur position, que celles qui par leur direction devaient traverser la cavité, sont brusquement interrompues à sa surface. En un mot, M. Nélaton reconnaît aussi qu'il y a là, non pas un simple refoulement des tissus ambiants, mais bien une véritable perte de substance, comme l'avait signalé M. L. Boyer dans la thèse dont j'ai déjà fait mention.

Les tissus cartilagineux et fibreux que le tubercule rencontre dans son développement, sont soumis à une destruction plus ou moins analogue. Ces collections tuberculeuses ont une étendue qui peut varier depuis 6 millimètres jusqu'à 3 centimètres de diamètre. Elles ne sont pas en général très-volumineuses ; il est plus commun d'en trouver une seule assez vaste, que plusieurs de petite dimension.

Parties environnantes. — Le tubercule, avons-nous dit, ne fait éprouver à l'os aucun changement anormal dans sa constitution, tant qu'il reste à l'état cru ; mais il n'en est plus de même lorsqu'il commence à se ra-

mollir: il se passe alors des modifications importantes
à connaître. Il détermine l'inflammation, et, par suite,
le ramollissement et la destruction de la partie d'os
qui l'entoure. D'abord le périoste devient, au bout d'un
certain temps, plus vasculaire, ainsi que la surface de
l'os dans le point le plus rapproché de la production
accidentelle ; cette augmentation de vascularité ne
tarde pas à provoquer la formation de couches osseuses
nouvelles. Celles-ci s'accumulent successivement et
sont toujours faciles à distinguer. Ces dépôts de nouvelle formation osseuse ne se font que dans les points
recouverts de périoste ; aussi, lorsqu'un tubercule se
développe dans l'épiphyse d'un os long, ces incrus-
tations osseuses s'arrêtent—elles à la circonférence de
la portion d'os recouverte par le cartilage diarthrodial;
et, pour le dire par anticipation, c'est là une des raisons
pour lesquelles les tubercules développés près des extrémités articulaires , s'ouvrent plus facilement dans
l'articulation qu'à la surface de l'os, dont la périphérie
semble pour ainsi dire se reculer à mesure que le tubercule se développe. Après avoir traversé tout le
tissu osseux primitif, le tubercule doit encore franchir
tout le tissu osseux de nouvelle formation, tandis que
du côté de l'articulation aucun obstacle analogue ne se
rencontre[1].

Nous venons de voir qu'il se produit, lorsque le

---

[1] Nélaton; ouvrage cité, pag. 62.

tubercule se ramollit, un travail inflammatoire dans les parties environnantes ; le kyste s'épaissit, et on a alors une ostéite de nature condensante, parfois raréfiante ou même ulcéreuse, et surtout, comme nous l'avons cité plus haut, des périostéites plus ou moins étendues.

Quand l'ostéite a la forme raréfiante, les tissus disparaissent plus promptement ; les débris des tubercules et des os, mêlés ensemble et nageant dans' le pus, se frayent plus aisément une route à travers l'os ainsi altéré, et tendent à se porter à l'extérieur. On peut observer ici la résorption de ces produits liquides. Quand ils sont en petite quantité, l'induration de l'os peut succéder à son ramollissement, et il ne reste plus qu'une cavité à parois osseuses, arrondie ; cette cavité peut finir même par s'oblitérer.

M. Lebert croit que bien souvent on a eu pris pour un produit de la tuberculisation de l'os, certaines cavités osseuses entièrement vides, revêtues ou non d'une paroi fibro-vasculaire pyogénique, alors que, selon lui, elles étaient la conséquence d'une ostéite suppurante simple. M. Lebert peut avoir raison dans certains cas ; il affirme du reste avoir vu des erreurs commises sous ses yeux, mais nous pensons cependant qu'elles sont moins fréquentes qu'il ne le suppose. Nous croyons, en effet, que ces cavités sont dues plus fréquemment à l'influence des tubercules qu'à celle d'une ostéite simple; quoique nous n'ayons point été à même de constater de pareils faits, il nous semble qu'il doit y avoir dans la forme de ces cavités des différences assez grandes pour qu'on n'ait pas toujours besoin du microscope pour trancher ces difficultés.

Dans l'ostéite suppurante simple, il doit y avoir, en effet, dans la cavité de l'os des espèces d'anfractuosités, des colonnes osseuses qui ne doivent pas se trouver dans la cavité du tubercule, agissant, comme nous l'avons vu, à la manière d'une lime en détruisant l'os ; c'est ce qui doit donner à la cavité une forme sphérique et plus régulière que dans l'ostéite suppurante simple, quoique cependant cette forme puisse changer par le ramollissement du tubercule, et par suite de l'inflammation que ce ramollissement amène autour des parties. M. Boyer a pu, dans le cas où il n'y avait pas de doute, constater ces différences ; l'examen microscopique a pu, dans ses mains, confirmer ce que lui avait montré l'observation à l'œil nu.

Lorsque l'ostéite est condensante, les tissus s'épaississent, et cet épaississement empêche souvent le tubercule de s'échapper au dehors. Les cartilages et les fibro-cartilages peuvent aussi se perforer, s'amincir, se détacher, le tubercule glisser alors dans une articulation et produire une tumeur blanche ; aussi les tubercules situés au voisinage des articulations sont-ils de beaucoup plus dangereux. A ce propos je dirai, en passant, que ces derniers sont plus communs qu'on

ne le pense, et deviennent le point de départ de ces
tumeurs blanches qu'on observe si communément;
j'en trouve la preuve dans la thèse de M. Salviat, qui
dit à ce sujet : « Des tubercules scrofuleux se développent souvent dans les os, comme ils le font dans
l'épaisseur des parties molles, dans celle des liga-
ments, des cartilages, des fibro-cartilages, sous la membrane synoviale, etc. Ils sont semblables à ceux que
l'on trouve dans les poumons, dans le mésentère, et
peuvent même y être mieux étudiés, à cause de la densité du tissu osseux. Ils donnent d'abord lieu à l'in-
tumescence des extrémités articulaires ; plus tard ils
y creusent des cavités, qui sont parfois très-profondes,
très-étendues, et qui, dans d'autres cas, sont super-
ficielles. »

Raimar rapporte l'observation d'une tumeur blanche du genou, dans laquelle on trouva une cavité qui
aurait presque logé les deux poings, occupant la tête du
tibia. Les auteurs anglais ont assez bien décrit ce qui
se passe alors. On voit, disent-ils, se déposer dans les
cellules de l'os une substance d'un jaune blanchâtre,
de nature caséeuse ; plus tard on aperçoit des excavations de forme et d'étendue variables, creusées dans
les extrémités osseuses. On rencontre souvent, dans
ces excavations, des débris de tubercules offrant des
volumes variables et parvenus à divers états ; on en a
même vu qui étaient séparés de la substance osseuse
par une espèce de kyste qui les délimitait exactement
de toutes parts.

«C'est à ce genre d'altération que les Anglais ont donné le nom de *carie scrofuleuse, tumeur scrofuleuse.* On voit que cette description dans la marche des tubercules des os se rapporte à celle que nous avons donnée, et que, sauf la nature de l'altération, qui avait été méconnue et que Delpech signala le premier, ces auteurs avaient bien observé.» Il est facile de voir, d'après divers passages de la thèse de M. Salviat, rédigée d'après les leçons de M. le professeur Boyer, une première indication de l'infiltration tuberculeuse, sur laquelle ce médecin, alors interne des hôpitaux, avait fait plusieurs leçons.

Dans la troisième période, ou *période d'élimination du tubercule,* on remarque un pus diffluent, dans lequel des flocons tuberculeux surnagent et finissent par s'évacuer, en détruisant les parties environnantes, c'est-à-dire les cartilages, les fibro-cartilages. Il y a alors perte de substance, et c'est dans ces cas que se forment les abcès par congestion, ou mieux ossifluents, qui s'étendent à mesure que la matière tuberculeuse augmente, que la membrane pyogénique qui se forme autour d'eux en prolongeant le kyste du tubercule se développe, que la sérosité s'ajoute à la masse, etc. C'est alors que le tubercule présente un kyste intérieur à l'os: c'est le kyste primitif (le berceau de la maladie, dit M. Gerdy, qui partage en ce point l'opinion de Delpech), et un kyste extérieur, que M. Nélaton admet comme très-fréquent et qui est continu avec le premier. Celui-ci forme ce qu'on appelle un *abcès froid*, *sessile*, lorsqu'il tient à l'ouverture de l'os malade ; un abcès par *congestion*, par *migration* ou *migrateur*, quand il s'étend au loin ; un abcès, enfin, nommé *ossifluent*, pour en indiquer la source, car cet abcès se montre souvent loin du lieu où siégeait le tubercule. Le pus fuse à travers le périoste, les plans fibreux ; aussi voit-on des abcès ayant leur point de départ dans la colonne vertébrale, s'ouvrir au pli de l'aine [1]. On voit, dans ces cas, s'écouler un liquide granuleux composé de flocons blancs, caséeux, suspendus dans une sérosité louche. Lorsque toute cette matière est évacuée, il reste une fistule fournissant chaque jour une quantité variable de pus séreux.

Nous venons de suivre le tubercule gris et jaune dans toutes ses périodes d'évolution ; arrivé au point où nous en sommes, il s'accomplit encore d'autres phénomènes, et nous verrons que ces tubercules peuvent se guérir, comme nous observerons que cela a lieu pour les tubercules pulmonaires. Mais avant de passer à la description de ces derniers, nous allons continuer à décrire les tubercules infiltrés dans les os ; nous mettrons ce tableau d'anatomie pathologique en regard de celui que nous offriront les tubercules pulmonaires dans leurs différentes périodes ; nous pourrons ainsi,

---

[1] Gerdy ; Traité des maladies des organes du mouvement, tom. II.

en comparant les divers états communs aux uns et aux autres, tirer les conséquences qui serviront à les faire mieux connaître, et nous poursuivrons notre étude en examinant ensuite les phénomènes généraux appartenant à ces deux genres de lésions, c'est-à-dire, en établissant les différences ou les analogies de siége, de marche, du développement des symptômes, des causes.

Deuxième forme. — Infiltration tuberculeuse. — Cette forme de tubercule dans les os a été niée par beaucoup d'auteurs recommandables ; elle n'est guère contestée pour les tubercules pulmonaires, mais tous les médecins n'admettent pas son existence dans les os. M. Lebert, pour sa part, dit ne l'avoir jamais rencontrée ; cependant il ne se croit pas pour cela autorisé à la nier.

Nous n'entrerons pas ici dans le détail des discussions auxquelles a donné lieu cette forme de la tuberculisation ; ses dissidences s'expliquent facilement, car nous avons déjà vu que c'est cette forme qui présente surtout le plus de rapport avec les produits inflammatoires ; nous avons déjà signalé ces ressemblances, tout en faisant ressortir aussi les différences principales qui existaient entre ces deux états morbides, et nous aurons bientôt l'occasion d'y revenir. Ils peuvent, du reste, exister simultanément ; on ne saurait pourtant s'appuyer sur cette coïncidence pour établir leur identité. Appuyé sur des observations nombreuses,

nous admettrons définitivement l'infiltration tuberculeuse des os, décrite par divers auteurs.

Nous avons déjà fait observer que cette infiltration
peut se rencontrer seule ou unie à la première forme
(tubercule en masse), mais elle en est distincte. Le
tubercule infiltré est constitué par la matière tuberculeuse que nous venons d'étudier ; mais celle-ci, au lieu
de former des masses, vient se placer dans les interstices du tissu osseux. Nous avons vu que le tubercule en masse est formé de granulations ; agglomérées
dans le tubercule infiltré, ces granulations se trouvent
séparées et logées dans les cellules de l'os.

Cette forme du tubercule se présente sous deux états
différents, désignés par M. Nélaton sous les noms
d'infiltration grise demi-transparente, et d'infiltration
puriforme ou opaque. Ces deux états ne sont en dé-
finitive que deux degrés de la même forme, car l'infiltration puriforme ou opaque constitue le tubercule
infiltré arrivé à sa période de ramollissement.

*Caractères anatomo-pathologiques du tubercule in-
filtré demi-transparent.*—Celui-ci se présente, d'après
MM. Nélaton et L. Boyer à qui nous empruntons cette
description, sous la forme de taches d'une teinte grise,
opaline, légèrement rosée et demi-transparente ; formée par le dépôt, dans les cellules du tissu osseux,
d'une matière assez analogue pour l'aspect à celle du
tissu osseux qui les entoure, leur circonférence se

trouve nettement limitée par un changement brusque de coloration. Un jet d'eau dirigé dans les cellules du tissu spongieux n'en chasse pas la matière infiltrée, qui adhère fortement aux lamelles de ce tissu. Examinées à la loupe, ces taches laissent apercevoir dans leur intérieur des vaisseaux sanguins extrêmement déliés qui les parcourent dans tous les sens ; elles sont quelquefois entourées par un cercle d'injection peu prononcé. On n'observe aucune modification dans la densité du tissu osseux, qui n'est ni accru, ni diminué. Si l'on examine un os ainsi infiltré après l'avoir fait macérer, afin d'enlever la matière qui obstrue ses cellules, ou après l'avoir fait brûler sur des charbons ardents, pour mettre à nu la trame osseuse proprement dite, on ne remarque aucun changement notable dans sa texture, et l'on ne pourrait alors soupçonner l'affection de cet os avant la macération. Cette description, si bien établie, serait déjà une forte présomption contre les auteurs qui ont méconnu cette altération; les observations que MM. Nélaton et L. Boyer ont citées à l'appui de leurs assertions, ajoutent une nouvelle force à leurs opinions ; il est inutile de les rapporter ici, nous renvoyons à leurs ouvrages et à leurs leçons [1].

---

[1] Nélaton ; Pathologie externe, tom. II, pag. 99. — Boyer ; Thèse et Leçons.

Infiltration puriforme. — Cette seconde forme n'est, avons-nous dit, que l'infiltration demi-transparente ramollie. Elle se distingue de la première : 1° par une teinte jaune mat que présentent les portions d'os infiltrées ; 2° par la raréfaction du tissu osseux ; 3° par l'hypertrophie interstitielle du tissu osseux.

La matière infiltrée dans les cellules du tissu osseux, d'abord grise, devient d'un jaune opaque ; elle se ramollit graduellement. A mesure que ce ramollissement progresse, les tubercules infiltrés deviennent puriformes, se mêlent avec la sérosité et le pus que sécrètent les parties environnantes enflammées, provoquent l'absorption ou la mortification des particules d'os au milieu desquelles ils sont placés, et déterminent des excavations irrégulières. Parfois les os se trouvent ainsi dévorés à leur surface, comme s'ils avaient été rongés par des vers. Les parois de ces excavations se divisent facilement en petites parcelles, comme du bois vermoulu.

En prenant entre les doigts quelques-uns de leurs fragments et cherchant à les écraser, on y trouve trois substances distinctes : une matière séreuse ou purulente, une portion semblable à du lait caillé, enfin, de petites aiguilles, dont la nature osseuse peut être parfaitement reconnue. L'état de raréfaction du tissu que nous venons de signaler n'exclut pas l'état de condensation du tissu osseux, que M. Nélaton désigne sous le nom d'hypertrophie interstitielle du tissu osseux. Dans ce cas, en effet, on observe l'hypertrophie des lamelles qui constituent le tissu spongieux et le rétrécissement des cellules qu'elles circonscrivent.

En traitant du tubercule enkysté ou isolé, nous nous sommes demandé si la coloration grise, ou mieux la transformation de la substance grise en substance jaune, avait toujours lieu. En est-il de même ici ? c'est-à-dire, l'infiltration puriforme est-elle toujours précédée par l'infiltration transparente? Nous pensons que ces deux états de l'infiltration tuberculeuse peuvent exister en même temps, ou s'observer à l'état puriforme seulement, suivant l'époque à laquelle on aura occasion de l'étudier, puisque ce dernier état n'est pour nous qu'un degré de plus dans la marche de la maladie.

De même que, pour le tubercule enkysté, nous avons recherché les phénomènes qu'il entraîne à sa suite dans son évolution, de même ici devons-nous examiner les transformations que subit le tubercule infiltré, et celles qu'il occasionne dans les parties environnantes. Lorsqu'un os est affecté d'infiltration tuberculeuse à l'état de fonte, la portion infiltrée présente déjà tous les caractères d'un véritable séquestre; on n'y aperçoit aucun vaisseau, aucun indice de la persistance de la vie. Ces phénomènes ont, dans certains cas, fait confondre l'altération tuberculeuse avec des lésions beaucoup plus graves, et on a été jusqu'à pratiquer des opérations, des amputations, par exem-

ple; tandis qu'on aurait pu, par un traitement appro-
prié, amener un travail réparateur et conserver le
membre malade. De quelle importance n'est-il donc
pas, en pareil cas, d'observer les parties avec attention, car on peut tout d'abord reconnaître des fragments osseux complètement nécrosés, et aux environs
de ces fragments mortifiés trouver aussi une infiltration de matière tuberculeuse qui pourrait assurément
faire varier le traitement, ou lever toute incertitude
sur l'affection que l'on a sous les yeux.

Nous devons reconnaître, avec M. Nélaton, que
l'infiltration tuberculeuse se termine toujours par l'infiltration purulente, et amène les modifications que
nous venons de signaler.

Cette proposition est une loi générale, car cette
terminaison de l'infiltration tuberculeuse a lieu de la
même manière dans tous les tissus. Mais en admettant
cette proposition générale, et les *phénomènes inflammatoires* que produit l'infiltration puriforme, nous ne
pensons pas, d'accord en cela avec M. le professeur
L. Boyer, que cette inflammation aille jusqu'à amener
toujours la nécrose, comme le dit M. Nélaton. Nous
ne croyons pas non plus que la nécrose existe toujours avec induration.

Nous avons vu, en décrivant l'infiltration tuberculeuse, que plusieurs auteurs avaient nié ou du moins
méconnu cette forme de tuberculisation dans les os;
M. Lebert, sans nier cette variété de tubercule, dit

qu'il ne l'a jamais rencontrée, et pense qu'on l'a sans doute confondue avec les produits inflammatoires. Ces deux états nous paraissent cependant offrir, même sans recourir au microscope, des différences assez tranchées pour que nous nous croyions autorisé à les retracer ici. La matière phlegmasique forme une véritable fausse membrane, continue dans toutes ses parties ; elle a une consistance assez ferme, et ne présente pas une couleur grise, opaline et transparente; elle est plus dense, offre une teinte plus opaque, avec des reflets jaunâtres, et s'environne d'injection et de traces évidentes de phlegmasie.

L'infiltration tuberculeuse grise est constituée par des molécules isolées, moins fermes, d'une couleur gris de perle, claire et transparente. Il n'y a pas autour d'elle d'abord d'hyperémie, ni d'autre trace d'un travail inflammatoire tel que le ramollissement ou l'induration.

Les caractères différentiels sont encore plus tranchés, lorsque l'infiltration phlegmasique donne lieu à la sécrétion de pus, et lorsque l'infiltration tuberculeuse se ramollit. Le pus se dessine dans la première avec des caractères qui lui sont propres ; dans la seconde, les granulations tuberculeuses conservent leur aspect spécial, elles deviennent jaunes, sont irrégulières, et nagent dans de la sérosité ou dans les globules purulents avec lesquels elles ne se mêlent pas.

L'infiltration tuberculeuse provoque dans le tissu

osseux environnant, l'ostéite *ramollissante* et *raréfiante*, qui est suivie le plus souvent de l'ostéite *condensante* et se terminé presque toujours par la nécrose. — Le pus infiltré amène des conséquences assez différentes: le tissu osseux phlegmasié passe rarement à la période *éburnée*, et ne se transforme point en nécrose d'une manière aussi constante ; souvent il continue à vivre et se rapproche ensuite de ses caractères normaux. Tout ceci n'est point particulier à l'infiltration tuberculeuse des os, considérée dans ses rapports avec leur infiltration phlegmasique ; on peut le retrouver accompagné de nuances que l'observation constate, dans les poumons et dans les autres tissus. C'est là, soit dit en passant, un travail intéressant, qui a été jusqu'à présent trop négligé.

Nous devons encore faire une observation importante : c'est que l'infiltration phlegmasique spéciale ou scrofuleuse offre certains phénomènes distinctifs qu'il importe de ne pas négliger, et sur lesquels il serait trop long d'insister ici, en y ajoutant les résultats obtenus par les études chimiques et microscopiques.

Ce que nous venons de dire sur les caractères différentiels de l'infiltration inflammatoire, soit franche, soit scrofuleuse, mis en rapport avec ceux de l'infiltration tuberculeuse dans les os, est également vrai des mêmes modes morbides considérés dans les poumons et dans les autres organes ; il importe d'établir partout ces distinctions, par des observations délicates et consciencieuses.

Nous ne possédons encore que des matériaux assez imparfaits pour accomplir ce travail, qui réclame des recherches nouvelles; nous nous empressons cependant de les signaler, afin de solliciter de nouvelles études qui permettent d'établir, d'une manière exacte, les distinctions que nous ne ferons que signaler, et dont nous ne saurions qu'imparfaitement donner les ca ractères.

Nous essayerons toutefois d'énoncer plusieurs caractères différentiels ; mais pour être fidèle à notre plan, nous devons décrire d'abord les tubercules pulmonaires, surtout dans ce qu'ils ont de commun avec les tubercules des os.

DEUXIÈME PARTIE

Description des tubercules pulmonaires; de leur comparaison
avec les tubercules des os.

A propos des tubercules pulmonaires une question
se présente : La phthisie pulmonaire est-elle toujours
tuberculeuse? Nous pouvons répondre déjà négative-
ment.

On a décrit plusieurs espèces de phthisies pulmonaires : ainsi, la phthisie syphilitique ; cette espèce de
phthisie est bien sous la dépendance d'un état général
spécial, mais ne présente pas de tubercules; les malades
guérissent par les antisyphilitiques.

On a décrit encore la phthisie par contracture; dans
ce cas, on trouve une atrophie du poumon, qui est revenu peu à peu sur lui-même ; le malade meurt et
l'autopsie ne révèle point la moindre trace de tubercules. (Voir le *Mém.* de M. Quissac *sur la phthisie par
contracture.*) Nous ne passerons pas en revue toutes
les espèces de phthisies pulmonaires; ce sujet ne rentre
pas dans notre cadre : ainsi , la phthisie granuleuse,
mélanique , cancéreuse , ulcéreuse, etc. , sont autant
de phthisies qui nous montrent les variétés d'affection

siégeant sur les poumons, que nous retrouvons aussi dans les os.

Nous en avons dit assez pour prouver que la phthisie n'est pas toujours tuberculeuse. Le tubercule n'est pas le symptôme propre et indispensable de la phthisie pulmonaire ; les travaux anciens, ceux de De Haën et Baumes, etc., entre autres, suffiraient pour le prouver. Il existe de même des tubercules sans phthisie, c'est-à-dire que le tubercule peut exister dans les poumons sans amener tout le cortège de symptômes qu'il amène après lui le plus ordinairement.

Un grand nombre d'autopsies faites par Boudet, qui lui-même mourut phthisique, démontrent que des individus peuvent vivre jusque dans un âge très-avancé, avec des tubercules.

Tous ces phénomènes, nous les observons aussi chez ceux qui portent des tubercules des os. Combien de fois, en effet, des autopsies ont fait reconnaître la présence de ces derniers chez des individus morts d'autres maladies, et qui n'avaient, pendant leur vie, éprouvé aucun symptôme caractéristique de l'existence des tu-bercules dans les os.

Morton a dit, avec raison, dans son *Traité sur la phthisie pulmonaire*, que les tubercules seraient la perte du genre humain s'ils amenaient toujours la phthisie pulmonaire. A l'appui de cette assertion, nous pouvons citer l'exemple que nous fournit l'illustre chirurgien Delpech. A l'autopsie, on trouva les traces d'une petite caverne tuberculeuse pulmonaire cicatrisée , dont lui-même avait autrefois soupçonné l'existence, sans avoir pu s'en assurer ; il portait de plus un tubercule à l'état crétacé. Ce dernier fait prouve, de plus, que les tubercules peuvent être résorbés , avant d'avoir parcouru l'évolution que nous leur voyons suivre le plus souvent.

Nous ne nous appesantirons pas plus longtemps sur tous ces faits , car nous devons principalement chercher à donner les caractères des tubercules pulmonaires, pour les comparer aux tubercules des os.

Éléments du tubercule. — Nous avons déjà eu l'occasion (en traçant l'histoire du tubercule dans les os), de dire un mot sur leur omposition ; dans les poumons nous retrouvons les mêmes éléments.

Nous devrons étudier les deux formes de tubercules que nous avons reconnues dans les os , car c'est en partant de l'étude des premiers (c'est-à-dire des tubercules pulmonaires) , qu'on a été conduit à trouver ces deux états dans les autres tissus.

Ainsi , nous voyons le tubercule formé d'une grande quantité de granules moléculaires arrondis, d'un blanc grisâtre , ou tirant un peu sur le jaune , quelquefois compactes , d'autres fois transparents au centre. Ces granules entourent , comme dans les os , les globules du tubercule et en font ici , comme dans ces derniers, méconnaître l'existence dans le tubercule jaune non

ramolli, que l'on a pris quelquefois pour du pus concrété.

Ces granules sont unis ensemble, ainsi que les globules tuberculeux , par une masse hyaline assez consistante , substance inter-cellulaire qui sert de ciment
aux éléments du tubercule.

Nous nous rappelons que nous avons eu occasion
de parler de la membrane d'enveloppe, à propos des
tubercules des os , où nous l'avons trouvée tapissant
les cellules osseuses du tissu spongieux.

REMARQUES SUR LES TUBERCULES PULMONAIRES.

1° *Nature du tubercule naissant.* — Les granulations grises demi-transparentes ont été regardées par
beaucoup de pathologistes, comme une forme particulière de la phthisie pulmonaire ; on l'a décrite sous
le nom de phthisie granuleuse. Cette opinion a été
soutenue par Bayle et par beaucoup d'auteurs modernes ; mais nous avons déjà vu que cette forme se
rencontre dans beaucoup d'autres organes et entre
autres dans les os : il est vrai de dire que souvent on
a pris des pneumonies lobulaires pour cette forme de
phthisie; nous aurons plus tard occasion de le montrer.

Nous avons vu aussi que des pathologistes dont
l'opinion a un grand poids , ont émis l'opinion que
ces granulations étaient le premier degré de dévelop-

pement des tubercules , et que le tubercule jaune n'é-
tait qu'une transformation de la granulation grise.
L'observation microscopique a montré que le tubercule
gris renfermait tous les éléments du tubercule jaune ,
qui se transformait en effet en ce dernier ; mais si
le tubercule gris appartient à une des premières phases
de développement de cette matière , il n'en est pas le
seul ; et nous savons que le tubercule peut, dans les
poumons comme dans les os , se présenter d'emblée
à l'état jaune , ou tout au moins y arriver si rapidement qu'on ne saisit pas la période transitoire.

Structure microscopique. — On remarque constamment, dans les granulations grises, un mélange de
fibres, d'une substance hyaline grisâtre, qui ne sont
que ces marbrures grisâtres observées dans les tubercules infiltrés des os, et ensuite de corpuscules propres
au tubercule.

Dans les poumons, les granulations grises ont paru
à quelques auteurs constituées par les aréoles des
fibres cellulaires élastiques du tissu pulmonaire ; tandis
que, dans les os , on trouve les éléments propres au
tubercule entourés par les fibres des cellules osseuses.
C'est par l'absence ou la présence des éléments propres aux tubercules, qu'on peut juger si on a affaire
à de simples granulations fibreuses, qui sont très-sou-
vent la trace d'un travail inflammatoire antérieur. Les
globules du tubercule sont identiquement les mêmes

ici et dans les os, dans les granulations grises comme
dans le tubercule jaune, caséeux ; seulement ils paraissent quelquefois plus petits, parce qu'ils sont juxta-
posés et pressés par la substance même qui les entoure.

Nous avons dit que la granulation grise n'était pas
le point de départ constant et nécessaire de la tuberculisation. En effet, on rencontre encore le tubercule
naissant, sous une forme différente, commune toujours
aux poumons et aux os. Il a l'aspect de points jaunâtres, dans lesquels le microscope montre les corpuscules du tubercule ; la substance inter-globulaire
est peu transparente et ne présente pas les granulations
que nous avons déjà observées. Nous croyons, dit
M. Lebert, à qui nous empruntons tous ces détails,
comme étant les plus consciencieux et les plus précis
qui aient été donnés sur ce sujet, qu'en pareil cas le
tubercule a son siége dans les vésicules pulmonaires,
tandis que les granulations dont nous avons parlé plus
haut ont leur siége dans le tissu cellulaire inter-vési-
culaire. C'est cette forme qui a été confondue avec la
pneumonie vésiculaire, qui est le plus souvent le résultat de la bronchite capillaire. C'est ce qui est sans
doute arrivé à M. Cruveilhier, dans les expériences
que nous avons décrites en faisant l'histoire du tubercule. On trouve, en effet, alors de la matière purulente
dans les vésicules enflammées. Il peut se faire aussi
que cela ait lieu au moment où le tubercule se ramollit ;
aussi ne saurait-on être assez sobre de conclure en

pareil cas, sans un examen plus approfondi. Lorsqu'on examine attentivement les poumons tuberculeux, on trouve souvent la granulation grise comme la seule forme ; ordinairement on rencontre en même temps les tubercules tout à fait jaunes, caséeux, plus volumineux, des masses ramollies ou crétacées, des cavernes ; enfin, le même phénomène peut s'observer dans les os, quoique peut-être plus rarement.

Il peut arriver que les poumons soient comme farcis de tubercules gris, et alors la mort arrive rapidement, avant que la maladie ait parcouru ses différentes périodes ; il y a en quelque sorte asphyxie. On dirait, en effet, que toute la substance du poumon est formée de cette matière tuberculeuse grise, tant elle est abondante. Il n'est pas rare de rencontrer dans un organe des granulations grises comme commencement de l'affection tuberculeuse, et de trouver dans un autre des tubercules jaunes. M. Nichet, dans son mémoire sur les Tubercules des os, cite plusieurs observations de ce genre, une entre autres, où il vit des tubercules jaunes dans la colonne vertébrale, et des granulations grises occupant tout le poumon droit. La réciproque se présente aussi, c'est-à-dire, que les tubercules infiltrés à l'état gris peuvent exister dans les os, tandis qu'il y a des tubercules jaunes isolés dans d'autres tissus, dans les poumons par exemple. Ces faits prouvent une fois de plus l'identité de nature des tubercules infiltrés gris, et des tubercules jaunes. Lorsque

le tissu pulmonaire est enflammé, on y voit les grands
globules granuleux qui existent dans l'hépatisation
rouge. On a souvent regardé les granulations grises
comme produites par l'inflammation ; nous avons vu
que telle était l'opinion de MM. Rilliet et Barthez ; ils
admettent toutefois que cela a lieu chez les tuberculeux
seulement, et toutes deux, d'après ces auteurs, peuvent
donner naissance au tubercule jaune. M. Lebert ne
partage pas cette opinion, nous l'avons déjà dit, car le
microscope ne montre jamais le moindre passage entre
les produits de l'inflammation et les éléments du tubercule ; l'un et l'autre peuvent, il est vrai, exister ensemble. Ainsi, la pneumonie soit lobaire, soit lobu-
laire, est une maladie très-fréquente, et ne montre
point de productions tuberculeuses, d'après les auteurs
cités, lorsque le sujet n'est pas tuberculeux, c'est-à-
dire, n'en a pas la disposition avant d'être atteint d'une
inflammation pulmonaire ; il nous paraît bien plus
naturel d'admettre qu'en pareil cas la matière tuberculeuse se dépose dans le tissu pulmonaire enflammé,
absolument comme cela a lieu dans le tissu pulmonaire non phlegmasié. Cette pathogénie nous semble
plus exacte que celle où l'on suppose que l'inflammation donne naissance à la production d'une matière
tuberculeuse préexistant dans le sang [1].

Il peut arriver qu'il soit souvent difficile de décider

[1] Lebert ; Traité des maladies scrofuleuses et tuberculeuses.

si du tissu pulmonaire phlegmasié a commencé par l'être antérieurement ou postérieurement et consécutivement au dépôt tuberculeux ; pour nous, nous croyons, avec M. Lebert, que l'inflammation vient postérieurement au tubercule, car nous admettons qu'il se passe ici les mêmes phénomènes que dans les tubercules des os, où il nous a été permis de les voir tout d'abord sans aucune trace d'inflammation. On comprend néanmoins que la moindre cause vienne ensuite accélérer la marche de ces derniers dans les poumons, et provoquer ainsi l'inflammation, de même qu'un coup, une chute, accélérera le développement du tubercule dans un os ; mais nous ne croyons pas que l'inflammation précède, et produise bien moins encore le tubercule.

En résumant tout ce que nous venons de dire au sujet du tubercule pulmonaire, nous voyons qu'ici, comme dans les os : 1° l'on trouve les deux formes de tubercules ; 2° que les granulations grises renferment dès leur apparition des globules du tubercule; 3° qu'elles ne sont pas le produit de l'inflammation ; mais qu'elles peuvent apparaître dans les tissus enflammés.

4° Qu'elles subissent en général la transformation en tubercules *jaunes*, par destruction des fibres, qui en écartent les éléments propres ;

5° Qu'elles peuvent passer à l'état crétacé ;

6° Que les tubercules ne commencent pas nécessairement par les granulations grises et demi-transparentes; qu'ils débutent parfois par des tubercules jaunes, opaques;

7° Qu'il n'est pas rare de rencontrer dans la même autopsie la plupart des formes diverses du tubercule; nouvelle preuve de leur identité fondamentale. Cette doctrine, que nous croyons être celle de M. Boyer, enseignée depuis longtemps par ce professeur, se rapproche sur bien des points de celle que professe aujourd'hui M. Lebert, dont les travaux sont venus confirmer les études plus anciennes du professeur de Montpellier.

Nous venons d'examiner les deux formes des tubercules pulmonaires que nous avons aussi décrites dans les os. Nous avons vu que les mêmes éléments entrent, pour l'une et pour l'autre forme, dans les deux tissus. Nous avons insisté seulement sur l'état cru, et nous allons maintenant les suivre dans leur dernière période.

Ulcères tuberculeux. — On désigne ainsi les ulcères pulmonaires, auxquels on donne encore le nom de *cavernes.* Cette dénomination donne, du reste, une assez juste idée de la forme de ces excavations. La cause de ces ulcères pulmonaires tient-elle au ramollissement des tubercules ou à la suppuration? M. Lebert pense, et nous pensons avec lui, que dans les poumons elle est plutôt l'effet de l'oblitération d'un grand nombre de vaisseaux capillaires; et l'ulcère pulmonaire tuberculeux ne diffère guère d'une manière.fondamentale de l'ulcère tuberculéux cutané.

L'oblitération vasculaire, suite des excrétions successives des tubercules, est, selon le même auteur, la principale cause de la formation des cavernes, en tenant compte du ramollissement du tubercule. Celui-ci étant ou devenant un corps étranger au milieu de l'organisme, et ne pouvant être nourri par des vaisseaux, s'altère et se désagrège, en même temps qu'il irrite les parties qui l'entourent, de manière à provoquer une hyperémie inflammatoire, provenant de son effet irritant comme une espèce de corps étranger. Le ramollissement et l'inflammation consécutive viennent donc surajouter un élément important à la production des ulcères pulmonaires. La suppuration qui en résulte est un produit de l'inflammation, et est, par conséquent, plutôt effet que cause ; elle n'en contribue pas moins par la suite au travail destructeur.

Tel est le tableau que trace M. Lebert, des tubercules pulmonaires ramollis, et des ulcères pulmonaires qui suivent ce ramollissement ou qui l'accompagnent. Nous partageons pleinement la manière de voir de cet auteur ; cette description nous paraît s'accorder avec les phénomènes qui se produisent dans les tubercules des os. En effet, à mesure que le tubercule se développe, nous avons vu (dans la description générale que nous en avons donnée) qu'il se passait là une destruction mécanique, pour ainsi dire, de l'os, pour faire place au tubercule, et M. Nélaton lui-même a dit que les vaisseaux capillaires paraissent comme coupés autour du tubercule. Dans les extrémités des os longs où siégent des tubercules, les vaisseaux sont oblitérés, et alors il se forme comme un bourrelet osseux autour du tubercule.

On remarque même, dans ces cas, une injection du tissu osseux, une hyperémie mécanique comme dans le poumon ; à mesure que le tubercule continue son évolution, l'inflammation des parties environnantes se déclare et on observe alors une hyperémie inflammatoire. Si nous suivons le développement du tubercule jusqu'à sa période de ramollissement, nous verrons également se produire les mêmes phénomènes que nous avons remarqués dans les poumons et que M. Lebert a si bien décrits.

Ces faits nous paraissent parfaitement établis, et l'analogie dans la marche comme dans le développement du tubercule, dans les os aussi bien que dans les poumons, se montre, il nous semble, d'une manière évidente, en tenant compte de la différence des tissus où règnent les produits hétéroplastiques. Dans les deux cas, il faut avoir égard à la diathèse particulière, indépendante de l'influence même de la matière tuberculeuse, diathèse généralement reconnue et à laquelle on peut donner le nom de *diathèse ulcéreuse tuberculeuse*, dénomination qui, d'après les expériences de M. Louis, paraît parfaitement convenir non-seulement aux tubercules des poumons, mais aussi aux tubercules des os, où nous l'avons déjà désignée, dans la première partie, sous le nom d'ostéite *ulcéreuse* tuberculeuse. Ces faits prouvent de plus que ces ulcères se forment essentiellement sous l'influence de cette diathèse.

Nature des ulcères tuberculeux. — Pour bien connaître la nature des ulcères tuberculeux, nous devons chercher les éléments qu'on y rencontre. C'est encore à M. Lebert que nous emprunterons le résultat de ces recherches pour les tubercules pulmonaires. Nous n'avons pu, dans la première partie, en faire autant pour les tubercules des os ; ces études n'ayant pas été faites par les auteurs que nous avons consultés, ce ne sera que par ce que nous aurons pu recueillir dans les leçons de nos maîtres, que nous pourrons continuer notre comparaison.

La matière qui recouvre la face interne des ulcères pulmonaires, offre ordinairement un aspect gris, jaune ou rougeâtre. Elle est assez consistante, rarement fluide, et est composée des éléments suivants : la matière tuberculeuse s'y trouve sous plusieurs formes ; quelquefois les globules tuberculeux sont parfaitement intacts, mais le plus souvent ils sont écartés, ce qui est sans doute dû au ramollissement ; ils constituent une masse granuleuse, la substance interglobulaire y a disparu. La caverne pulmonaire est le véritable

foyer de décomposition du tubercule. Il en est assurément de même de la cavité osseuse tuberculeuse ,
qu'on peut à bon droit appeler *caverne osseuse*.

Il arrive que lorsque la maladie a fait beaucoup de
progrès, on ne rencontre que difficilement la matière
tuberculeuse dans l'expectoration des phthisiques, qu'on
n'étudie pas avec assez de soin. N'est-ce pas là ce qui
arrive aussi dans les abcès qui proviennent de la tuberculisation des os ? Oui assurément, car alors le pus
se rencontre presque toujours dans les excavations, et
ce sont ses globules qui constituent en grande partie
cette dernière matière, qu'on trouve le plus souvent à
l'examen microscopique; les granules tuberculeux sont
méconnus par suite de leur altération : c'est là sans
doute ce qui a fait, sinon nier, du moins regarder
comme très-rares les tubercules des os, par M. Lebert,
qui n'a peut-être pas porté dans cet examen des soins
assez minutieux, et qui a négligé les phénomènes généraux, qui certes ont bien leur valeur. M. Boyer nous
paraît, sous ce double rapport, être allé encore plus
loin que l'estimable professeur de Zurich. De grands
globules granuleux se trouvent encore ici assez souvent;
ils proviennent , dit M. Lebert, du tissu pulmonaire
qui forme les parois des cavités tuberculeuses.

Il doit en être ainsi, car ces mêmes globules granuleux se rencontrent dans la matière qui provient
du ramollissement du tubercule des os ; seulement,
ils sont de nature osseuse, mais le phénomène est le

même. On observe encore dans la matière provenant des ulcères pulmonaires, des fibres détachées, assez bien conservées, parfois même dans une assez grande étendue pour montrer les aréoles intactes remplies de matière tuberculeuse : C'est dans ces cas que l'on dit vulgairement que le malade crache ses poumons. Dans les os nous voyons encore s'accomplir le même phénomène, sinon par le même mécanisme, du moins avec les mêmes résultats ; on voit souvent, en effet, des lamelles osseuses provenant de ce qu'on a nommé une carie vertébrale, qui le plus souvent ont pour point de départ des nécroses partielles amenées par les tubercules, et passant à travers les trajets fistuleux ; dans certains cas, les fragments pulmonaires sont plus volumineux et rappellent les nécroses déterminées par l'infiltration tuberculeuse ; les calculs pulmonaires sont faciles à expliquer.

Après avoir examiné les éléments divers qui entrent dans la composition des tubercules, soit des poumons, soit des os, et les avoir trouvés les mêmes à peu de chose près, il nous reste à signaler encore, entre ces deux productions morbides, un point important ; ceci nous servira encore mieux à démontrer leur identité de nature et de développement. Nous voulons parler de la membrane qui enveloppe les tubercules. Cette membrane, appelée dans les poumons *membrane pyogénique*, offre, comme nous allons le voir, beaucoup de rapports avec le kyste que nous avons trouvé dans les tubercules des os. Dans les poumons , elle tapisse l'excavation produite par le ramollissement du tubercule, comme dans les os. Quand on a enlevé ce qu'elle contient, on la voit absolument formée comme dans ces derniers, c'est-à-dire blanchâtre, inégale, tomenteuse, caractères que nous avons déjà signalés dans la première partie de notre travail. Lorsqu'on l'examine au microscope, on reconnaît qu'il ne s'y forme pas plus qu'ailleurs des vaisseaux indépendants de la circulation générale, dit M. Lebert, ce que l'on pourrait contester. Dans la première, on voit des vaisseaux capillaires provenant des vaisseaux pulmonaires sousjacents ; dans la seconde , on voit de semblables vaisseaux provenant des cellules du tissu osseux environnant.

Quant à la structure de cette membrane, ici encore analogie des plus frappantes. Dans les poumons , M. Lebert dit que le tissu propre de cette membrane montre une structure irrégulièrement fibreuse. Dans les os, nous avons trouvé une structure analogue : une enveloppe extérieure fibreuse et une intérieure pseudomuqueuse, qui se rencontre aussi dans les poumons. Nous verrons que , dans ces derniers comme dans les os, cette membrane bien organisée a une tendance curative, en empêchant, dans les deux cas , le contact de l'air extérieur avec les tissus déjà irrités , ulcérés, et, d'un autre côté , en provoquant la cicatrisation de cette cavité. Nous verrons aussi que si le même fait

ne se produit pas toujours dans les os , cela tient à ce
que les productions osseuses de nouvelle formation qui
ont eu lieu autour des cavernes, empêchent le rappro-
chement et, par suite, la cicatrisation : Nous revien-
drons, du reste, sur ce fait, en parlant de la guérison
possible des tubercules.

Remarquons maintenant ce qui se passe dans les
parties environnantes, tant dans les os que dans les
poumons. Ici encore, nous tiendrons toujours compte
des différences de tissu, et nous aurons occasion de
reconnaître combien il y a de ressemblances dans les
différentes modifications qui s'opèrent.

Le tissu pulmonaire, qui est le plus rapproché de la
caverne, et qui se trouve immédiatement sous la membrane d'enveloppe du tubercule, ne conserve en général que fort mal sa structure primitive; le plus
souvent il est remplacé par un tissu composé de fibres
de nouvelle formation et de corps fusiformes qui en
constituent une forme incomplète. Les endroits où ce
tissu s'observe, sont surtout les plus rapprochés de la
surface, et souvent il existe à peine une couche de
quelques millimètres d'épaisseur entre la plèvre et
l'ulcère caverneux. Telle est la description que donne
M. Lebert, de l'état du tissu pulmonaire environnant
la caverne. Il faut en rapprocher celle de M. Nélaton,
citée plus haut, sur ce qui se passe dans la substance
osseuse autour des excavations tuberculeuses.

En résumant, nous voyons de part et d'autre : 1°

Que le tissu peut garder au debut du tubercule sa structure normale, à part quelques légères modifications : ainsi, le tissu pulmonaire comme le tissu osseux est quelquefois compacte, ce qui tient, en grande partie, à la compression exercée par le tubercule ;·

2º Qu'à mesure que le tubercule se développe, il se fait, dans l'un et l'autre cas, des dépôts de nouvelle formation ; dépôts qui diffèrent sans doute, mais cette différence tient aux tissus où siége l'affection ;

3º Que, dans l'un comme dans l'autre cas, ces tissus nouveaux siégent surtout dans les points les plus rapprochés de la surface, et, si ce n'était la plus grande épaisseur des nouvelles couches osseuses, la même épaisseur séparerait le tubercule de la surface ; la preuve, c'est que là où e périoste manque, le tubercule avance et tombe dans l'articulation.

Ce phénomène se passe aussi dans le poumon, où la plèvre nous semble jouer exactement le même rôle que le périoste. Dans le voisinage des tubercules, elle acquiert en effet une vascularité considérable ; elle peut avoir alors, dit M. Lebert, jusqu'à deux ou trois centimètres d'épaisseur. Cet épaississement a l'avantage de protéger la surface pulmonaire et d'empêcher des perforations qui, sans cela, seraient plus fréquentes.

Nous avons dit que, dans les os comme dans les poumons, la guérison des tubercules pouvait avoir lieu : Examinons comment s'opère cette guérison. A l'état

5

cru, ils peuvent être résorbés; nous pensons du moins, avec quelques auteurs, que cela est possible, quoique nous n'en connaissions aucun exemple bien démonstratif.

Il peut arriver dans les poumons que, lorsque le tubercule se ramollit, la membrane d'enveloppe s'organise d'une manière complète et sépare la caverne des parties environnantes ; elle peut rester ainsi pendant longtemps, en sécrétant un liquide purulent ou séro-purulent, qui est rejeté par l'expectoration, et la guérison reste ainsi incomplète.

Ce mode de guérison peut aussi avoir lieu dans les tubercules des os : la matière tuberculeuse contenue dans le kyste, une fois ramollie, forme un abcès spécial qui s'ouvre de lui-même ou que l'on ouvre par une opération.

Dans le cas où on laisse agir la nature, la matière tuberculeuse suit les interstices cellulaires des organes, jusqu'à ce qu'elle parvienne sous les téguments, absolument comme elle suit les ramifications bronchiques pour s'échapper au dehors; les téguments s'enflamment alors, se perforent et laissent écouler un liquide grumeleux, composé de flocons blancs caséeux. Lorsque cette première matière est évacuée, il reste une fistule fournissant une quantité variable de matière purulente ou séro-purulente, de manière à former une espèce d'exutoire externe, comme dans le poumon elle forme un exutoire interne.

Nous avons maintenant décrit les tubercules des os et les tubercules pulmonaires, surtout au point de vue anatomique, physiologique et pathologique, en cherchant à montrer, chemin faisant, les points de ressemblance qui les unissent, ainsi que les modifications qu'ils amènent dans les parties environnantes. Tous ces faits pourront rendre leur connaissance plus exacte et plus facile peut-être, en rapportant ce qui est connu dans un cas, à ce qui ne l'est pas dans l'autre, et réciproquement. Pour la guérison par l'état crétacé, par la formation du tissu inodulaire, etc., voyez Laënnec, Andral, Louis, Fournel, Lebert, etc. Tout cela se retrouve dans les os. M. L. Boyer a suivi parallèlement toutes les phases de la tuberculisation dans les tissus (séreux, muqueux, synovial, etc.), dans les divers organes (foie, rate, poumons, glandes, etc.), en montrant partout ce qu'il y a de commun, et les différences inhérentes à l'état anatomique et physiologique de ces parties, et s'aidant de l'examen microscopique, chimique, etc.; mais ces détails nous conduiraient trop loin.

C'est toujours pénétré de cette idée que nous allons passer en revue les phénomènes généraux qui précèdent et suivent ces deux affections. En faisant cette analyse, nous mentionnerons les points qui seront communs à l'un et à l'autre, pour justifier toujours l'analogie que nous croyons exister entre elles.

CAUSES.

Nous passerons successivement en revue les causes prédisposantes et les causes prochaines des tubercules, sans nous y appesantir. Parmi les premières, nous mettrons en première ligne l'*hérédité*. L'influence de cette cause sur le développement des affections tuberculeuses est généralement reconnue ; des faits nombreux le prouvent d'une manière incontestable.

Tempérament. — Les tubercules des os se développent, nous le savons déjà, chez les sujets scrofuleux ; mais nous savons aussi qu'ils peuvent se développer chez des individus qui ne portent pas le moindre germe de scrofules ; néanmoins, c'est principalement chez ceux qui ont cette constitution qu'ils siégent de préférence, et chez les sujets lymphatiques qui se reconnaissent par la flaccidité des chairs, le volume des articulations, les cheveux blonds, etc. On peut toutefois observer des tubercules chez les malades d'une constitution opposée, ce qui tient sans doute au régime, aux habitudes, à leur manière de vivre et parfois au changement de climat.

Age. — Les prédispositions aux tubercules diminuent, en général, à mesure que l'on avance en âge ; ainsi, les tubercules des os sont plus communs chez les enfants que chez les adultes, et chez ces derniers que chez les vieillards. Dans la phthisie tuberculeuse, c'est principalement dans l'âge adulte plutôt que dans l'enfance; cette différence peut peut-être bien tenir à l'état du tissu osseux chez ces derniers. Passé cet âge, les tubercules deviennent de plus en plus rares, tant dans les os que dans les poumons. Enfin, parmi ces causes, nous citerons encore l'habitation dans les pays froids et humides : ainsi, les affections tuberculeuses sont plus communes en Angleterre qu'en France, et les statistiques que l'on a faites pour les phthisies tuberculeuses, peuvent aussi s'appliquer aux tubercules des os. Nous pouvons en juger par la description exacte qu'ont donnée de ces derniers les auteurs anglais, qui, nous avons pu le signaler, s'ils en ont méconnu la nature, ont eu du moins de fréquentes occasions de les observer.

L'habitation dans les lieux malsains, dans les quartiers sales, humides et mal aérés des grandes villes, sont encore des causes prédisposantes aux affections tuberculeuses dans tous les tissus, autant dans les os qu'ailleurs. Nous rangerons dans la même catégorie, une alimentation insuffisante, l'usage d'aliments insalubres, et, pour les enfants en bas âge, le lait d'une nourrice ou d'une mère scrofuleuse.

Nous voyons, dans ce simple exposé, que toutes les causes regardées comme *prédisposantes* aux tubercules des os, sont absolument les mêmes que celles qui prédisposent aux tubercules pulmonaires et aux maladies scrofuleuses. Nous allons maintenant jeter un coup d'œil sur les causes prochaines des tubercules. D'après les recherches que nous avons faites sur les différents auteurs qui en ont traité, nous avons vu combien d'opinions différentes avaient été émises sur la nature, sur la production des tubercules.

Les uns ont prétendu que la formation de ces corps dépendait constamment de l'inflammation ; d'autres ont admis qu'elle tenait à une prédisposition générale de l'économie, à une *diathèse* ; d'autres enfin ont admis une opinion mixte. Le tubercule est produit, en effet, par cette cause inconnue de l'économie que l'irritation met surtout en jeu. Les faits que nous avons recueillis sont contraires à l'opinion qui fait regarder le tubercule comme le résultat exclusif de l'inflammation, et prouvent clairement qu'il en est ainsi. Il est extrêmement commun, en effet, de voir des personnes qui périssent avec des tubercules crus, sans avoir jamais présenté des signes de phlogose dans les parties où ils siégent. Ainsi des malades succombent avec un grand nombre de tubercules pulmonaires à l'état cru ; ils n'ont pourtant rien offert de remarquable du côté des organes respiratoires. A l'autopsie, le tissu pulmonaire est sain et crépitant dans les intervalles que les tubercules laissent entre eux. Ces derniers sont à l'état cru, et n'offrent point de congestion sanguine.

Les mêmes phénomènes se retrouvent dans les os ; ainsi, des individus offrent de nombreux dépôts tuberculeux le long de la colonne vertébrale, et cependant

il n'y a aucun symptôme de phlegmasie, ni injections,
ni ulcérations. Nous pourrions citer encore des exemples où des tubercules se trouvent dans divers autres
organes, sans avoir donné lieu à aucune trace de phlegmasie.

Ce n'est, dans tous les organes où peut siéger le
tubercule, que lorsque le ramollissement de ce dernier a lieu, que les phénomènes inflammatoires appa-
raissent, et avec eux les phénomènes généraux, tels
que la fièvre, etc. Ce que nous venons de dire ne
repose nullement sur des suppositions. On trouve des
faits du genre de ceux que nous avons signalés, dans
les ouvrages de Bayle, de Laënnec, de Lobstein, de
Léveillé, de Gendrin, etc.

Quant à la seconde opinion, elle est plus en rapport
avec ce que les faits nous apprennent. Lorsque l'on
voit se développer sans cause connue, dans une foule
d'organes, des corps qui se ressemblent parfaitement,
quel que soit le siége qu'ils occupent, ne doit-on pas
être porté à penser qu'ils sont dus à l'action d'une
cause générale ? Il nous est impossible de connaître la
nature de cette cause, mais les effets nous forcent à
en admettre l'existence ; c'est ce que l'on nomme une
diathèse.

Nous reconnaissons toutefois que l'inflammation ne
produit pas, il est vrai, les tubercules, mais peut
aider à leur formation [1].

---

[1] Thèse de Delmas, déjà citée.

SYMPTOMES.

Le premier phénomène aperçu est le plus souvent une douleur dont l'intensité, le siége, etc., etc., offrent de grandes variétés : tantôt elle est bornée à un point dont l'étendue pourrait être comparée à celle d'une pièce de monnaie ; tantôt elle occupe un plus grand espace et paraît même s'irradier autour des points où paraissent siéger les tubercules. Dans certaines circonstances la douleur est très-vive, d'autres fois légère ; elle est fixée, mais ne paraît point augmenter à la pression. Ce sont là les seuls phénomènes que l'on peut observer dans la première période des tubercules ; on voit combien ils sont vagues et combien le diagnostic doit en être incertain.

Dans la seconde période, on peut observer dans certains points une tuméfaction qui peut survenir après un temps variable, car nous savons que les tubercules des os, comme des poumons, peuvent rester longtemps stationnaires.

Cette tuméfaction ne présente pas des phénomènes tels qu'on puisse déjà en reconnaître la source.

Ce n'est que lorsque le tubercule est ramolli, qu'il tend à se faire jour à l'extérieur, qu'alors on peut observer la fluctuation ; c'est qu'alors il s'est formé un abcès (par congestion); la température de la partie

n'est point élevée , la peau conserve sa couleur natu-
relle.

On observe encore, à mesure que la maladie progresse, de la gêne dans les mouvements, ainsi que de la
douleur ; le malade tient à prendre une position et à
rester immobile. On observe ces phénomènes principalement dans les tumeurs blanches tuberculeuses. Il peut
arriver, enfin , que lorsque la maladie est arrivée à sa
dernière période , on observe des déplacements.

Voilà à peu près tous les phénomènes que l'affection tuberculeuse des os amène dans son développement; mais on voit que beaucoup sont communs à
d'autres maladies , et on sent combien le diagnostic
doit être douteux. Nous allons énumérer les principaux
moyens de l'établir ; nous ne ferons qu'énumérer les
maladies qui pourraient être confondues ; car ce diagnostic différentiel nous entraînerait beaucoup trop
loin.

DIAGNOSTIC.

Il n'existe encore aucun moyen positif de reconnaître la formation des tubercules, ou même leur
existence pendant la période de crudité, puisque, en
général , ils ne déterminent aucun changement remarquable dans les fonctions des organes au sein desquels
ils sont placés.

Ce qui rend encore leur diagnostic plus difficile,

c'est que lorsqu'on observe quelques-unes de ces altérations, elles sont tout à fait semblables à celles que
pourraient entraîner des produits d'un autre genre.

Nous avons signalé, en analysant rapidement les
symptômes, que les tubercules des os débutaient par
une douleur bornée fréquemment à une petite étendue,
souvent profondément située, par un sentiment de
pesanteur et de gêne, sans tuméfaction d'abord. Un
caractère qui doit faire croire à leur présence, c'est
que la douleur se montre constamment dans le même
point ; de plus, après elle survient la tuméfaction.
Dans la suite, cette tumeur augmente de consistance
et peut, dans certains cas, faire croire à un gonflement
des os. Les tubercules arrivent lentement à leur dernière période ; il se forme, quand ils en sont à ce point,
des abcès ; la matière qui s'en écoule est mêlée à des
flocons dans lesquels on reconnaît des débris de
tubercules,

Nous pouvons remarquer que ces modifications morbides se rapportent à d'autres affections ; de là l'utilité
d'établir un diagnostic différentiel entre elles, telles
que la carie, la nécrose, etc. Il serait surtout très-
important, pour bien faire reconnaître l'infiltration tuberculeuse des os, d'en établir le diagnostic différentiel
avec l'inflammation phlegmasique franche ; nous ne
ferons que signaler cette lacune, car c'est là un travail
tout nouveau à faire et qui demande des études sé-
rieuses et des recherches minutieuses. Disons, en pas-

sant, que ce travail est aussi à faire pour les poumons comme pour les os, car bien souvent on a eu pris pour des phthisies tuberculeuses, des points d'infiltration phlegmasique franche qui tenaient à une pneumonie chronique, et qu'on aurait pu appeler alors phthisies par pneumonies chroniques, mais non tuberculeuses. Il y a là assurément une certaine confusion qui demande, pour être éclaircie, de nouvelles études.

Nous voyons, en effet, combien sont vagues les signes de diagnostic des tubercules, tant dans les os que dans les poumons. Ce n'est que dans la dernière période de leur évolution que nous les reconnaissons réellement dans l'un et dans l'autre cas, parce qu'alors ils amènent des troubles fonctionnels importants, tels qu'un état fébrile, des frissons, des douleurs sourdes dans certains points. Ce qui souvent même achève de nous éclairer, c'est l'âge du malade, sa constitution, l'existence des caractères que l'on donne généralement comme propres à faire connaître la diathèse scrofuleuse ; nous verrons bientôt, en parlant du traitement, qu'il est déjà bien tard pour pouvoir espérer alors une guérison durable.

PRONOSTIC.

Les maladies tuberculeuses des os, soit qu'elles tiennent ou non à l'état scrofuleux, doivent être regardées comme graves, car la structure du tissu osseux, son mode d'altération et de réparation se prêtent moins facilement à une prompte guérison, que la même affection siégeant dans certaines autres parties, surtout quand la maladie est parvenue à une période avancée.

L'inflammation aiguë ou sub-aiguë qui survient dans l'évolution du tubercule dans les os, peut entraîner les plus fâcheux accidents, par une suppuration étendue, diffuse, qui altère les parties molles, finit par amener des nécroses, etc., lorsqu'il s'est produit des dépôts osseux de nouvelle formation. On est heureux si le tubercule se résorbe, ou bien s'il s'élimine tout entier et que la cavité qui le renfermait s'oblitère. Nous avons eu occasion de reconnaître que là où le périoste manquait, au voisinage des articulations, le dépôt de matière tuberculeuse offrait plus de dangers, car les productions nouvelles que nous venons de signaler s'arrêtent au niveau du cartilage diarthrodial; les tubercules peuvent s'introduire alors dans l'articulation et donner lieu à des tumeurs blanches qui amènent de graves accidents; malheureusement, ces faits sont peut-être plus communs qu'on ne le pense généralement.

Dans la colonne vertébrale, où les tubercules sont le plus souvent observés, dans ce qu'on a appelé la maladie de Pott, le pronostic est très grave : les vertèbres s'enflamment, l'ulcération et la suppuration des os surviennent, la moelle épinière s'altère plus ou moins profondément, et les malades succombent presque toujours. Le pronostic varie, en un mot, suivant le siége du mal, son étendue, ses complications, selon l'âge du sujet, sa constitution et l'intensité de l'état diathésique, etc.

TRAITEMENT.

Nous avons eu occasion de remarquer déjà que c'était surtout l'anatomie pathologique des maladies osseuses tuberculeuses, qui avait été mieux étudiée dans ces derniers temps, de sorte que là spécialement s'était fait le progrès. On est parti de là pour donner plus de précision aux observations cliniques; la thérapeutique, la matière médicale, ont fait de nouvelles conquêtes; et cependant il nous reste encore beaucoup à désirer. Nous ne mettrons pas en parallèle ces nouvelles médications avec les anciennes; nous voulons nous borner à un résumé succinct des moyens médicateurs que nous possédons contre cette affection.

TRAITEMENT GÉNÉRAL. — La première indication à remplir est évidemment :

1° De chercher à modifier la disposition générale de l'économie, en vertu de laquelle s'engendre le tubercule ;

2° De prévenir et de combattre le travail phlegmasique dans les parties qui entourent le foyer tuberculeux ;

3° D'arrêter les désordres qui pourraient résulter des mouvements qui se passent au sein de la partie affectée ;

4° De les réparer ;

5° De provoquer la résorption du pus et du tubercule, d'évacuer les foyers, d'extraire les corps étrangers, de favoriser l'oblitération des trajets fistuleux, etc.

Pour remplir toutes ces indications, nous avons différents moyens, et d'abord ceux que l'on emploie dans le traitement des scrofules. Pour satisfaire à la première indication, c'est principalement aux règles de l'hygiène qu'on aura recours : ainsi, on emploiera un régime fortifiant, on placera les malades dans les conditions hygiéniques les plus favorables.

Pour les moyens curatifs, c'est, nous l'avons déjà dit, aux préparations anti-scrofuleuses qu'on doit s'adresser. Ainsi, l'*huile de foie de morue* est, de tous les médicaments internes, celui qui semblerait fournir les meilleurs résultats. Elle agit en améliorant l'état général et la nutrition tout entière; elle peut ainsi stimuler la force réparatrice des os ulcérés ; elle paraît, dit-on, empêcher la production de nouveaux produits tuberculeux, quoiqu'on n'ait pas encore démontré ces derniers effets d'une manière évidente.

Les préparations iodées doivent encore être comptées parmi les bons moyens : on les associe avec l'huile de foie de morue, l'hydrochlorate de barite, le fer, les sels et les oxydes d'or, les bains de mer, les eaux

minérales , etc. , etc. Les amers et les toniques ont
été préconisés comme d'excellents moyens à opposer à
ces affections. Quand ils sont bien supportés, ils main-
tiennent en bon état les forces digestives et modifient
utilement la constitution tout entière. Tout en recon-
naissant leur avantage, ne craignons pas d'insister sur
les ressources hygiéniques. M. Lebert l'a dit avec
raison , après beaucoup d'autres, les meilleurs toniques sont la viande, le bon vin, un air pur, renouvelé,
le soleil, la campagne, etc., etc.

Pour le *traitement local*, on a conseillé les moyens
qui combattent les inflammations intérieures , soit en
transportant sur la peau un travail analogue à celui
qui se passe plus profondément. C'est pour remplir ces
indications, qu'on fait usage des émissions sanguines
locales et générales ; on doit cependant en user avec
parcimonie, surtout si l'on a affaire à un sujet scrofuleux , car on ne doit pas oublier que la maladie
est longue , et que le malade aura peut-être besoin de
toutes ses forces pour résister à la suppuration qui
pourra survenir par la suite. On emploie encore les
révulsifs , tels que les sinapismes , les vésicatoires
volants, et surtout les cautères, les sétons, les moxas.
On peut encore employer d'autres moyens, soit médi-
caux, soit chirurgicaux : ainsi, on devra maintenir la
partie affectée dans l'immobilité , quelquefois la re-
dresser au moyen d'appareils. Ces moyens curatifs,

joints aux mesures hygiéniques dont nous avons déjà fait mention, ont pu , dans certains cas , enrayer la maladie, et amener même une guérison durable. Hâtons-nous cependant de reconnaître que , malgré tous ces moyens, dans les os comme dans les poumons, on ne parvient que rarement à se débarrasser des tubercules, surtout s'ils sont à leur dernière période, et c'est malheureusement alors seulement que nous ne pouvons douter de leur existence ; aussi ne devons-nous pas nous lasser de recherches, pour pouvoir arriver à une connaissance exacte de ces affections à leur début ; et c'est pour mieux faire ressortir le besoin que nous avons d'agrandir nos connaissances, que nous avons entrepris un sujet si difficile pour nous.

CONCLUSIONS.

1° Dans les os, comme dans les poumons, les tubercules peuvent exister à l'état d'infiltration, quoique M. Lebert dise ne les avoir jamais rencontrés dans les premiers sous cette forme.

2° Dans les os, comme dans les poumons , les tubercules infiltrés sont d'abord consistants, grisâtres ou jaunâtres (période de crudité) puis ils se ramollissent, ce qui constitue l'infiltration diffluente ou puriforme de M. Léon Boyer, purulente de M. Nélaton (période de ramollissement).

3° L'infiltration tuberculeuse crue ressemble à l'infiltration pseudo-membraneuse inflammatoire franche et surtout scrofuleuse, de même que l'infiltration tuberculeuse ramollie ressemble à l'infiltration phlegmasique purulente, c'est ce qui a trompé M. Lebert; cependant on peut les distinguer.

4° Le tubercule infiltré dans les os amène souvent des nécroses, cependant cela n'est point constant. comme le croit M. Nélaton.

Les portions osseuses nécrosées ne sont pas toujours _éburnées_, comme l'affirme ce professeur, elles peuvent aussi être _raréfiées_ ou _ramollies_.

5° Le mal vertébral de Pott est dû le plus souvent à des tubercules en masse ou infiltrés ; il peut pourtant dépendre d'autres causes, d'infiltrations phlegmasiques par exemple, surtout de nature scrofuleuse sans tubercules; ce point exige de nouvelles recherches.

6° Les tumeurs blanches décrites sous le nom de tubercules sont dues parfois à des infiltrations phlegmasiques dans les os ; néanmoins, les infiltrations purulentes de ces derniers ne sont pas aussi communes que le pensent certains auteurs, qui ont méconnu assez souvent de véritables infiltrations tuberculeuses ; mais la suppuration a le plus souvent un caractère spécial.

7° Toutes les phthisies pulmonaires ne sont pas

tuberculeuses : on a pris plusieurs fois pour telles, des pneumonies chroniques avec infiltrations phlegmasiques ; cette confusion est surtout facile chez les scrofuleux, quand la pneumonie produit une infiltration purulente à caractères spéciaux. Tout ceci réclame des études délicates, dont on s'occupe aujourd'hui.

8° Le parallèle des affections scrofuleuses et tuberculeuses des os et de celles des autres tissus, spécialement des poumons, peut répandre un grand jour sur l'histoire des diathèses scrofuleuse et tuberculeuse, qui laisse encore beaucoup à désirer ; ces deux diathèses, bien qu'analogues, ne paraissent point identiques.

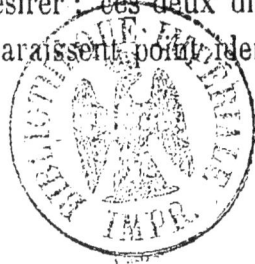

FIN.

www.ingramcontent.com/pod-product-compliance
Lightning Source LLC
Chambersburg PA
CBHW071232200326
41521CB00009B/1432